中国临床肿瘤学会（CSCO）
鼻咽癌诊疗指南
2025

GUIDELINES OF CHINESE SOCIETY OF CLINICAL ONCOLOGY (CSCO)

NASOPHARYNGEAL CARCINOMA

中国临床肿瘤学会指南工作委员会　组织编写

人民卫生出版社
·北　京·

图书在版编目（CIP）数据

中国临床肿瘤学会（CSCO）鼻咽癌诊疗指南．2025 / 中国临床肿瘤学会指南工作委员会组织编写. -- 北京 ： 人民卫生出版社，2025. 8（2025. 10重印）. -- ISBN 978-7-117-38366-0

Ⅰ. R739. 63-62

中国国家版本馆 CIP 数据核字第 2025F4A422 号

中国临床肿瘤学会（CSCO）鼻咽癌诊疗指南 2025
Zhongguo Linchuang Zhongliu Xuehui（CSCO）Biyan'ai Zhenliao Zhinan 2025

组织编写：中国临床肿瘤学会指南工作委员会
出版发行：人民卫生出版社（中继线 010-59780011）
地　　址：北京市朝阳区潘家园南里 19 号
邮　　编：100021
E - mail：pmph @ pmph.com
购书热线：010-59787592　010-59787584　010-65264830
印　　刷：天津善印科技有限公司
经　　销：新华书店
开　　本：787 × 1092　1/32　印张：7
字　　数：187 千字
版　　次：2025 年 8 月第 1 版
印　　次：2025 年 10 月第 2 次印刷
标准书号：ISBN 978-7-117-38366-0
定　　价：66.00 元

打击盗版举报电话：010-59787491　E-mail：WQ @ pmph.com
质量问题联系电话：010-59787234　E-mail：zhiliang @ pmph.com
数字融合服务电话：4001118166　E-mail：zengzhi @ pmph.com

中国临床肿瘤学会指南工作委员会

组　长　于金明　　李　进

副组长　（以姓氏汉语拼音为序）

樊　嘉　　郭　军　　江泽飞　　梁　军　　梁后杰
马　军　　秦叔逵　　王　洁　　吴令英　　吴一龙
徐瑞华　　殷咏梅　　朱　军

中国临床肿瘤学会（CSCO）
鼻咽癌诊疗指南

2025

组　　长 马　骏　易俊林

副 组 长（以姓氏汉语拼音为序）

陈传本　冯　梅　林　勤　胡　漫　孙　颖　王孝深　杨坤禹　朱小东

专 家 组（以姓氏汉语拼音为序）（* 执笔人）

陈传本　福建省肿瘤医院
陈明远*　中山大学附属第五医院
陈念永　四川大学华西医院
陈晓钟　浙江省肿瘤医院
陈雨沛*　中山大学肿瘤防治中心
杜晓京*　中山大学肿瘤防治中心
方文峰*　中山大学肿瘤防治中心
冯　梅　四川省第三人民医院

高　劲　安徽省肿瘤医院
韩　非*　中山大学肿瘤防治中心
韩亚骞　湖南省肿瘤医院
何　侠　江苏省肿瘤医院
胡　漫　山东第一医科大学附属肿瘤医院
胡超苏　复旦大学附属肿瘤医院
胡德胜　湖北省肿瘤医院
胡广原　华中科技大学同济医学院附属同济医院
江　浩　蚌埠医科大学第一附属医院
蒋　伟　桂林医科大学第一附属医院
金　风　贵州省肿瘤医院
郎锦义　四川省肿瘤医院
李金高　江西省肿瘤医院
林　勤　厦门大学附属第一医院

林少俊	福建省肿瘤医院
马 骏*	中山大学肿瘤防治中心
麦海强*	中山大学肿瘤防治中心
乔 俏	中国医科大学附属第一医院
秦继勇	云南省肿瘤医院
申良方	中南大学湘雅医院
孙 颖*	中山大学肿瘤防治中心
唐玲珑*	中山大学肿瘤防治中心
王 颖	重庆大学附属肿瘤医院
王佩国	天津市肿瘤医院
王若峥	新疆医科大学附属肿瘤医院
王孝深	复旦大学附属眼耳鼻喉科医院
吴 慧	河南省肿瘤医院
肖绍文	北京大学肿瘤医院

杨坤禹　华中科技大学同济医学院附属协和医院
易俊林*　中国医学科学院肿瘤医院
朱小东　广西医科大学附属武鸣医院

顾问专家组

影像诊断

刘立志　中山大学肿瘤防治中心
黎浩江　中山大学肿瘤防治中心

病理学与分子诊断

云径平　中山大学肿瘤防治中心
肖德胜　中南大学湘雅医院
赖均鹏　中山大学肿瘤防治中心
杜紫明　中山大学肿瘤防治中心

放疗

林承光　中山大学肿瘤防治中心

祁振宇　中山大学肿瘤防治中心
郭　蕊　中山大学肿瘤防治中心

放疗相关不良反应的处理与营养支持

陈春燕　中山大学肿瘤防治中心

早期和局部晚期鼻咽癌的药物治疗

刘　霈　中山大学肿瘤防治中心

复发性/转移性鼻咽癌治疗

洪少东　中山大学肿瘤防治中心
王晓慧　中山大学肿瘤防治中心

鼻咽癌手术治疗

游　瑞　中山大学附属第五医院

鼻咽癌免疫治疗

徐　骋　中山大学肿瘤防治中心

儿童鼻咽癌的诊疗

刘丽婷　中山大学肿瘤防治中心

EB 病毒相关分子标志物在鼻咽癌诊疗中的应用

曹素梅　中山大学肿瘤防治中心

吕佳蔚　中山大学肿瘤防治中心

杜紫明　中山大学肿瘤防治中心

人工智能在鼻咽癌诊疗中的应用

林　丽　中山大学肿瘤防治中心

随访

周冠群　中山大学肿瘤防治中心

秘　书　组（以姓氏汉语拼音为序）

陈雨沛　杜晓京　唐玲珑

前言

基于循证医学证据、兼顾诊疗产品的可及性、吸收精准医学新进展，制定中国常见恶性肿瘤的诊断和治疗指南，是中国临床肿瘤学会（CSCO）的基本任务之一。近年来，临床诊疗指南的制定出现新的趋向，即基于诊疗资源的可及性，这尤其适合于发展中国家，以及地区差异性显著的国家和地区。中国是幅员辽阔、地区经济和学术发展不平衡的发展中国家，CSCO 指南需要兼顾地区发展差异、药物和诊疗手段的可及性及肿瘤治疗的社会价值三个方面。因此，CSCO 指南的制定，要求每一个临床问题的诊疗意见根据循证医学证据和专家共识度形成证据类别，同时结合产品的可及性和效价比形成推荐等级。证据类别高、可及性好的方案，作为 Ⅰ 级推荐；证据类别较高、专家共识度稍低，或可及性较差的方案，作为 Ⅱ 级推荐；临床实用，但证据类别不高的，作为 Ⅲ 级推荐。CSCO 指南主要基于国内外临床研究成果和 CSCO 专家意见，确定推荐等级，以便于大家在临床实践中参考使用。CSCO 指南工作委员会相信，基于证据、兼顾可及、结合意见的指南，更适合我国的临床实际。我们期待得到大家宝贵的反馈意见，并将在指南更新时认真考虑、积极采纳合理建议，保持 CSCO 指南的科学性、公正性和时效性。

中国临床肿瘤学会指南工作委员会

目录

CSCO 诊疗指南证据类别

证据特征			CSCO 专家共识度
类别	水平	来源	
1A	高	严谨的 meta 分析、大型随机对照研究	一致共识 （支持意见 ≥ 80%）
1B	高	严谨的 meta 分析、大型随机对照研究	基本一致共识 （支持意见 60%～< 80%）
2A	稍低	一般质量的 meta 分析、小型随机对照研究、设计良好的大型回顾性研究、病例 - 对照研究	一致共识 （支持意见 ≥ 80%）
2B	稍低	一般质量的 meta 分析、小型随机对照研究、设计良好的大型回顾性研究、病例 - 对照研究	基本一致共识 （支持意见 60%～< 80%）
3	低	非对照的单臂临床研究、病例报告、专家观点	无共识，且争议大 （支持意见 < 60%）

CSCO 诊疗指南推荐等级

推荐等级	标准
Ⅰ级推荐	**1A 类证据和部分 2A 类证据** CSCO 指南将 1A 类证据，以及部分专家共识度高且在中国可及性好的 2A 类证据，作为Ⅰ级推荐。具体为：适应证明确、可及性好、肿瘤治疗价值稳定，纳入《国家基本医疗保险、工伤保险和生育保险药品目录》的诊治措施
Ⅱ级推荐	**1B 类证据和部分 2A 类证据** CSCO 指南将 1B 类证据，以及部分在中国可及性欠佳，但专家共识度较高的 2A 类证据，作为Ⅱ级推荐。具体为：国内外随机对照研究，提供高级别证据，但可及性差或者效价比不高；对于临床获益明显但价格较贵的措施，考虑患者可能获益，也可作为Ⅱ级推荐
Ⅲ级推荐	**2B 类证据和 3 类证据** 对于某些临床上习惯使用，或有探索价值的诊治措施，虽然循证医学证据相对不足，但专家组意见认为可以接受的，作为Ⅲ级推荐

1　鼻咽癌诊疗总则

鼻咽癌的 MDT 诊疗模式

内容	Ⅰ级推荐	Ⅱ级推荐	Ⅲ级推荐
MDT 学科构成	放疗科，肿瘤内科，放射诊断科，外科（头颈外科、耳鼻喉科）	病理科、核医学科、营养科、生物治疗 / 免疫治疗科、心理科、口腔科	
MDT 讨论对象	局部晚期及复发 / 转移鼻咽癌患者出现严重放疗并发症（鼻咽坏死、放射性脑病等）的鼻咽癌患者	需要评判局部根治性治疗手段利弊的鼻咽癌患者	
MDT 日常活动	固定学科 / 固定专家 固定时间 固定场所 固定设备（投影仪、信息系统）	根据具体情况设置	

【注释】

鼻咽癌的诊治应重视多学科团队（multidisciplinary team，MDT）的作用，特别是对于局部晚期及晚期鼻咽癌患者，MDT 原则应该贯穿治疗全程。

MDT 是由多学科资深专家以共同讨论的方式为患者制订个体化诊疗方案的过程。鼻咽癌 MDT 模式是在治疗前由多个学科专家组成的专家团队共同分析患者的临床表现、影像学、病理学和分子生物学资料，对患者的一般状况、基础疾病、病理诊断、分期 / 侵犯范围、发展趋向和预后做出全面的评估，并根据当前的国内外诊疗规范 / 指南或循证医学证据，结合现有的治疗手段，共同制订科学、合理、规范的整体治疗策略。在治疗过程中根据患者机体状况的变化、肿瘤的反应适时调整治疗方案。

MDT 应最大限度减少患者的误诊及误治，缩短患者诊断和治疗的等待时间，增加治疗方案的可选择性，制订最佳治疗策略，改善患者预后和生活质量。

2　鼻咽癌的诊断原则

2.1 影像诊断

2.1.1 扫描标准

部位	Ⅰ级推荐	Ⅱ级推荐	Ⅲ级推荐
原发肿瘤评估	鼻咽平扫＋增强 MRI（扫描序列为横断面 T_1WI、横断面 T_2WI、矢状位 T_1WI、冠状面 T_1WI、DWI、横断面 T_1WI 增强、矢状面 T_1WI 增强、冠状面 T_1WI 压脂增强；上界：鞍上池；下界：第二颈椎上缘）	鼻咽平扫＋增强 CT PET/CT	PET/MRI
区域淋巴结评估	颈部平扫＋增强 MRI（扫描序列为横断面 T_1WI、横断面 T_2WI、矢状位 T_1WI、冠状面 T_1WI、DWI、横断面 T_1WI 增强、矢状面 T_1WI 增强、冠状面 T_1WI 压脂增强；上界：第一颈椎横突；下界：胸锁关节下缘）	颈部平扫＋增强 CT PET/CT *	PET/MRI 超声引导下穿刺活检
远处转移评估	胸部平扫＋增强 CT、腹部超声或上腹部平扫＋增强 MRI/CT、放射性核素骨显像 PET/CT	胸部 X 线片 腹部超声	PET/MRI CT/超声引导下穿刺活检

注：*. 对于 MRI 不达标的小淋巴结，若 PET/CT 检测为阳性，则应将其评估为转移淋巴结。

2.1.2 结构化影像报告

<table>
<tr><th colspan="2">原发灶（T 分期相关）</th><th>左侧</th><th>右侧</th><th>双侧</th><th>无</th></tr>
<tr><td rowspan="3">鼻咽</td><td>顶后壁</td><td></td><td></td><td></td><td></td></tr>
<tr><td>后壁</td><td></td><td></td><td></td><td></td></tr>
<tr><td>双侧壁</td><td></td><td></td><td></td><td></td></tr>
<tr><td>咽隐窝</td><td>受侵</td><td></td><td></td><td></td><td></td></tr>
<tr><td rowspan="3">超腔侵犯</td><td>鼻腔</td><td></td><td></td><td></td><td></td></tr>
<tr><td>软腭</td><td colspan="4">侵犯：有（ ）/ 无（ ）</td></tr>
<tr><td>口咽</td><td colspan="3">前壁（ ）/ 后壁（ ）/ 左侧壁（ ）/ 右侧壁（ ）</td><td></td></tr>
<tr><td rowspan="2">咽旁间隙</td><td>咽旁间隙</td><td></td><td></td><td></td><td></td></tr>
<tr><td>颈动脉鞘</td><td></td><td></td><td></td><td></td></tr>
</table>

结构化影像报告（续）

原发灶（T分期相关）		左侧	右侧	双侧	无
咽旁肌肉	腭帆提肌				
	腭帆张肌				
	翼内肌				
	翼外肌				
	头长肌				
颅底骨质侵犯	翼突基底部				
	蝶骨基底部	侵犯：有（ ）/无（ ）			
	斜坡	侵犯：有（ ）/无（ ）			
	岩尖				
	枕骨髁	侵犯：有（ ）/无（ ）			
	寰椎	侵犯：有（ ）/无（ ）			
	枢椎	侵犯：有（ ）/无（ ）			

结构化影像报告（续）

原发灶（T分期相关）		左侧	右侧	双侧	无
鼻旁窦	蝶窦	侵犯：有（ ）/无（ ）			
	筛窦				
	上颌窦				
	额窦				
颅底孔道侵犯	破裂孔				
	翼腭窝				
	翼管				
	圆孔				
	卵圆孔				
	舌下神经管				
	颈静脉孔				
神经受侵	沿脑神经周围扩展				
	影像失神经表现				

结构化影像报告（续）

原发灶（T分期相关）		左侧	右侧	双侧	无
颅内或其他侵犯	海绵窦				
	腮腺				
	硬脑膜	侵犯：有（ ）/无（ ）			
	其他颅内结构				
	眶下裂				
	其他眼眶结构				
	颞下窝				
	喉咽	前壁（ ）/后壁（ ）/左侧壁（ ）/右侧壁（ ）			

注：颅底骨质侵犯是指颅底骨质病灶与鼻咽原发肿瘤相延续，且在所有MRI序列中与鼻咽肿瘤信号一致，如T_1WI平扫呈低信号，增强扫描明显强化；

沿脑神经周围扩展是指与肿瘤主体相连且远离肿瘤主体的神经受累增粗、强化；

影像失神经表现是指原发肿瘤包绕脑神经或侵犯脑神经孔道合并舌、声带、咀嚼肌等失神经支配的影像表现；

颞下窝受侵是指鼻咽原发肿瘤超过翼外肌的外侧缘；

鼻旁窦受侵是指鼻咽原发肿瘤突入鼻窦腔内；

其他颅内结构包括垂体、鞍上池、桥前池、视交叉、颞叶等；

其他眼眶结构包括眶尖、眶上裂、视神经等。

相应典型影像表现如下。

颅底骨质破坏（左侧翼突基底部）

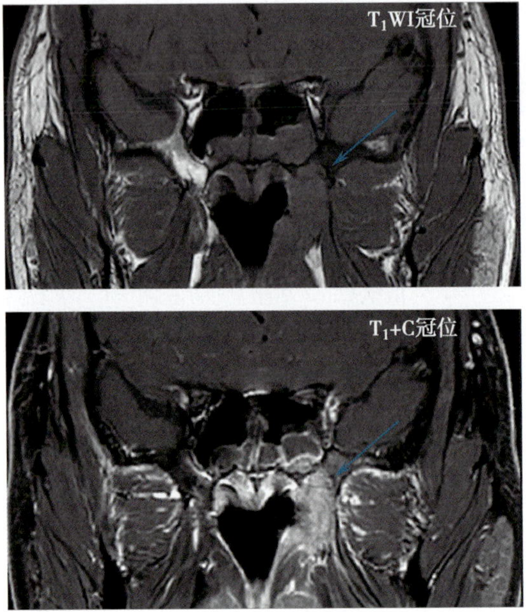

沿脑神经周围扩展（右侧下颌神经）

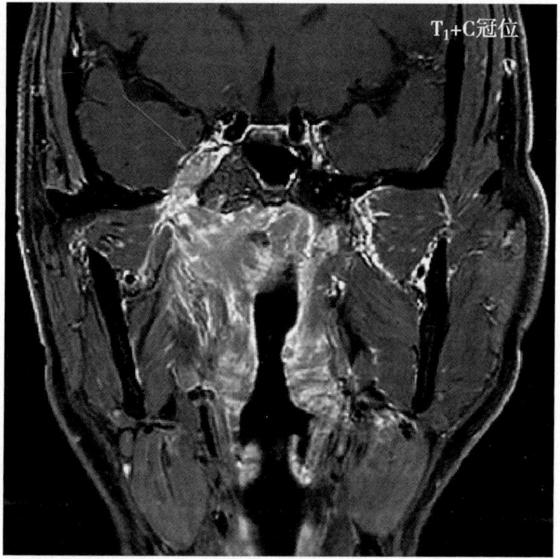

影像失神经表现（左侧舌下神经管受侵、半舌肌萎缩）

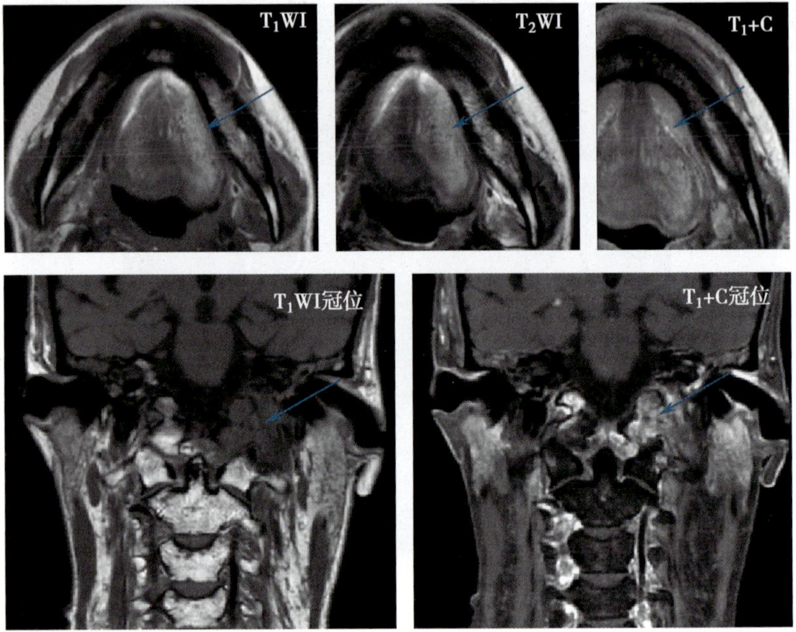

颞下窝受侵（右侧）

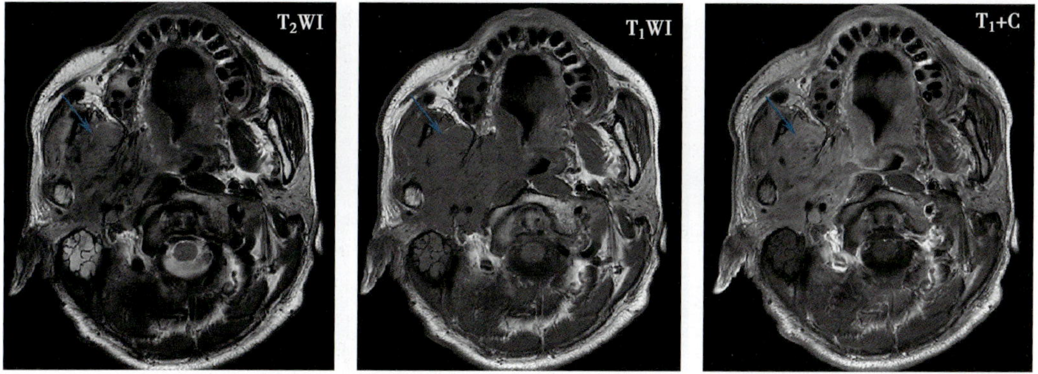

鼻旁窦受侵（蝶窦左份）

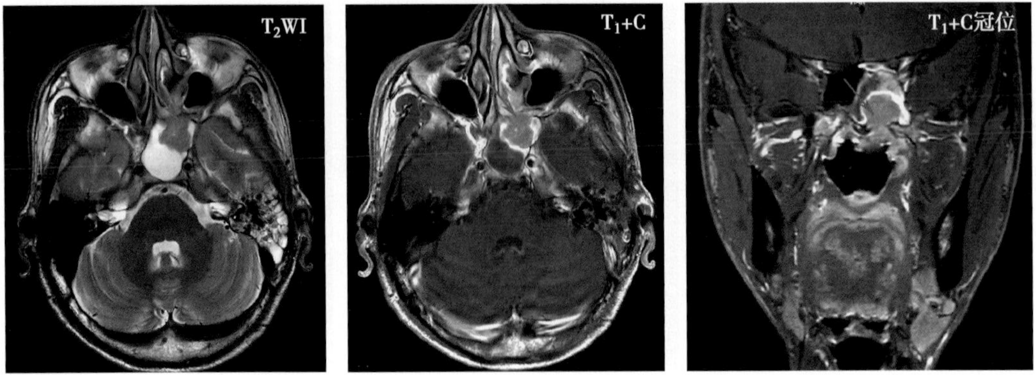

结构化影像报告（续）

区域淋巴结（N 分期相关）					
咽后					
区域	左侧	右侧	双侧	未见	
个数	1~2 个		多个（≥3）		
淋巴结	肿大		小		
大小（大者短径）	（　）mm				
异常征象	坏死或囊变	成簇	低级别包膜外侵犯	融合	高级别包膜外侵犯
颈部					
区域	左侧	右侧	双侧	未见	
ⅡA 区					
ⅡB 区					
Ⅲ区					
Ⅳ区					
ⅤA 区					
ⅤB 区					

结构化影像报告（续）

区域淋巴结（N分期相关）					
Ⅵ区					
ⅠA区					
ⅠB区					
腮腺区					
个数	1~2个			多个（≥3个）	
淋巴结	肿大			小	
大小（大者短径）	（　）mm				
异常征象	坏死或囊变	成簇	低级别包膜外侵犯	融合	高级别包膜外侵犯
其他					

注：坏死或囊变是指淋巴结在 T_2WI 上存在明显高信号区域，且增强扫描相应区域未见强化。
成簇是指同一区域内三个或三个以上淋巴结聚集成一簇，轴向直径最少为 8mm；
低级别包膜外侵犯是指淋巴结边界模糊或不规则、侵犯结外脂肪组织；
融合是指淋巴结间的脂肪间隙消失，且至少一个边界融合；
高级别包膜外侵犯是指淋巴结侵犯邻近结构，如肌肉、皮肤和神经血管束等。

相应典型影像表现如下。

淋巴结坏死或囊变（左侧咽后淋巴结）

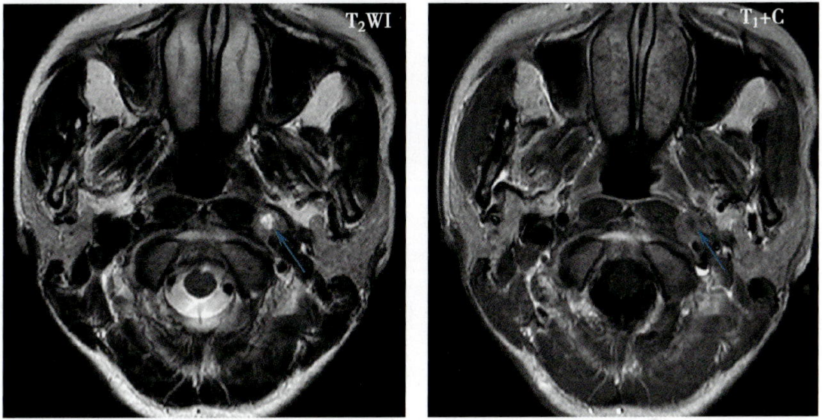

淋巴结成簇（右颈Ⅱ区淋巴结）

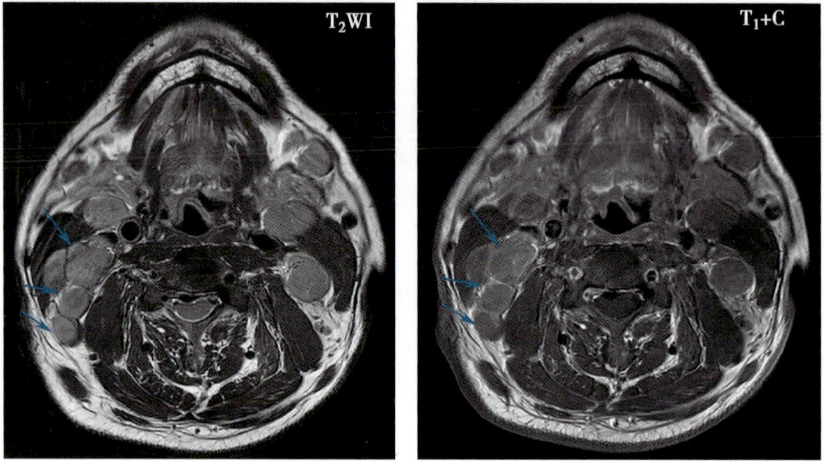

低级别包膜外侵犯（左颈Ⅱ区淋巴结）

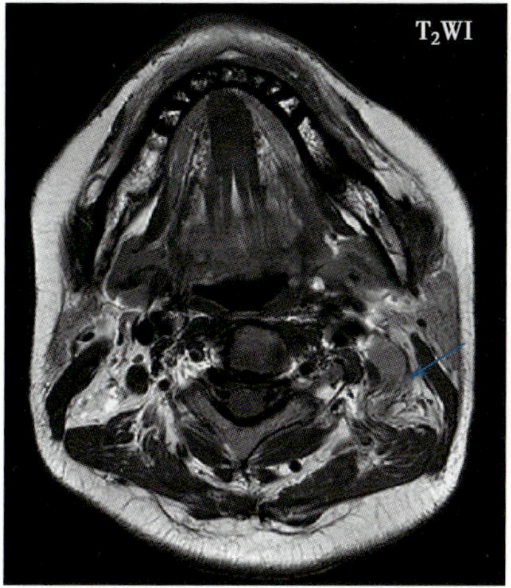

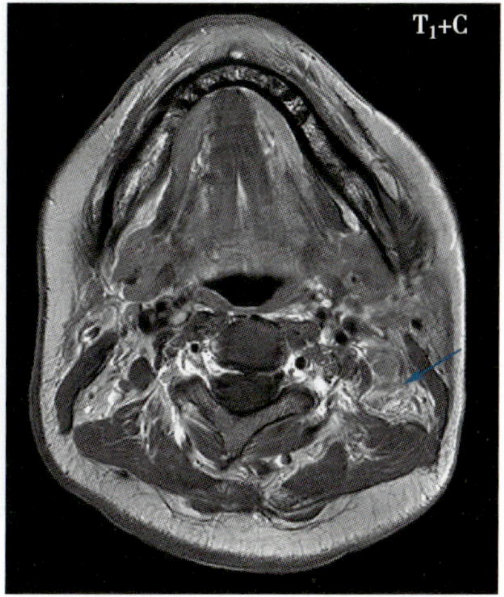

淋巴结融合（左颈Ⅱ区淋巴结）

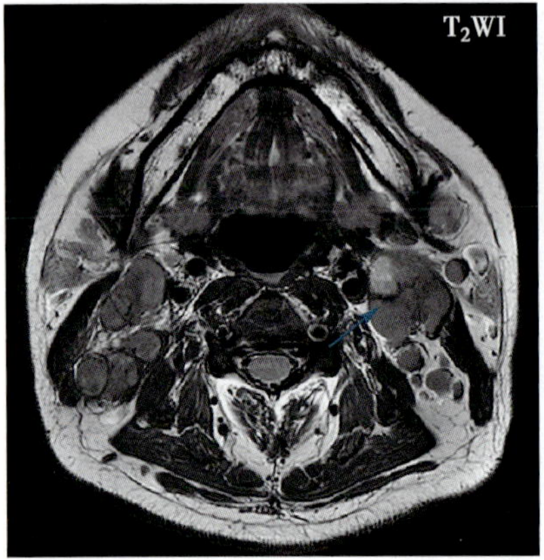

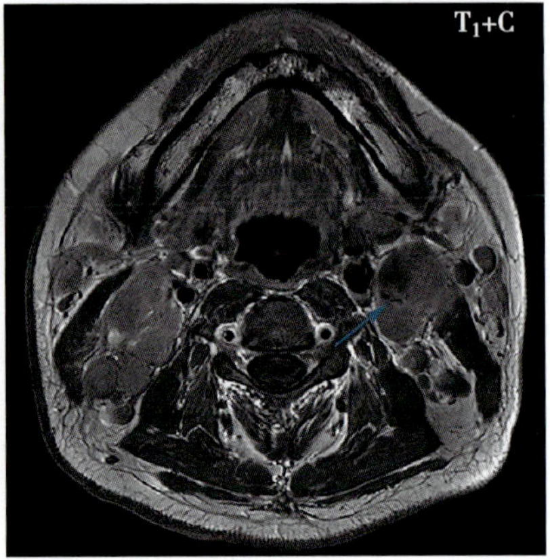

高级别包膜外侵犯（右颈Ⅱ区淋巴结侵犯邻近胸锁乳突肌）

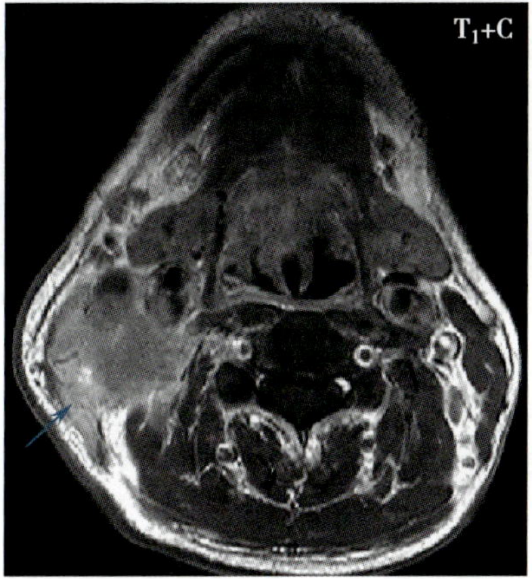

【注释】

MRI因软组织分辨率高、多方位及多参数成像、无电离辐射等优点，已取代CT成为鼻咽癌诊断、分期、疗效评价及随访监测的首选检查手段。与CT比较，MRI能更好地识别早期鼻咽癌，且对于邻近软组织浸润、颅底骨质侵犯、脑神经浸润及咽后淋巴结受累等具有更出色的显示能力[1-2]。但MRI扫描时间相对较长，不适用于身体状况差不能耐受长时间检查或有MRI检查禁忌证（如体内具有强磁性金属植入物、高热、幽闭综合征等）的患者，此时，平扫+增强CT检查可作为替代检查手段。此外，CT检查层厚较薄，Z轴分辨率高，较MRI而言，更易发现可疑转移的小淋巴结[3]，且对于成骨型颅底骨质破坏，CT较MRI有更好的显示效能，因此对于上述情况，可联合鼻咽部MRI与CT检查，提高诊断及分期的准确率。

^{18}F-FDG PET/CT在鼻咽癌的识别中具有较高的准确率和灵敏度，可为原发灶不明颈部淋巴结转移瘤的诊疗决策提供方向，尤其对于隐匿性鼻咽癌的活检具有重要的指导意义。但PET/CT的软组织分辨率较MRI差，显示鼻咽原发灶的范围常小于真实情况[4]，且PET/CT具有价格昂贵、有电离辐射等缺点，因此，不推荐作为原发灶侵犯范围评估的首选检查手段。而在淋巴结评估中，PET/CT较MRI具有更高的灵敏度和特异度，尤其对小淋巴结转移的检出具有更高的准确率：对于MRI不达标的小淋巴结，若PET/CT检测为阳性，则应将其评估为转移淋巴结[5-6]。此外，得益于其代谢显像，PET/CT在鼻咽原发灶复发/残留与放疗后纤维化的鉴别诊断中优于MRI[7]，但MRI在原发灶复发/残留的检出与再分期的准确率仍稍高于PET/CT[8]。因此，对于鼻咽原发灶复发/残留诊断困难的病例，推荐联合应用PET/CT与MRI检查[8]。另外，超过90%的鼻咽癌复发或转移发生于根治性治疗结束

后 5 年内，且局部晚期（$T_{3\sim4}$ 或 $N_{2\sim3}$）患者具有更高的复发或转移的发生率，建议采用分层管理的随访策略并强调终身随访，对具有疾病进展高风险的患者在治疗结束后 5 年内密切随访[9]。

^{18}F-FDG PET/MRI 不仅可达到与 PET/CT 同等或更高的诊断灵敏度，且 MRI 多参数的特点还有利于提高诊断的特异度，从而可以通过单次检查实现一步到位的分期策略，且 PET/MRI 可有效减少 CT 检查的辐射剂量[10]。但目前投入临床应用的 PET/MRI 的 MRI 机器仍为低场强（1.5T），软组织分辨率低于常规应用的 3.0T MRI；且因 PET 检查具有电离辐射的特点，不利于 MRI 局部增强的对比剂给药，后者的临床应用仍十分受限，这在一定程度上降低了原发灶侵犯范围评估的准确率。此外，PET/MRI 价格昂贵这一不容忽视的缺点同样限制了其临床推广。目前，PET/MRI 是否能替代 PET/CT 与鼻咽 + 颈部 MRI 作为治疗前评估的检查手段仍处于探索阶段。

在原发灶不明的颈部淋巴结肿大、非常规区域（如腮腺、枕后、颏下等）淋巴结可疑转移、可疑小淋巴结转移等情况下，需要明确原发灶、该区域淋巴结是否转移，或排除第二原发肿瘤，从而进一步明确临床分期。在放疗靶区勾画范围时，建议进一步行超声引导下淋巴结穿刺。近年来，研究发现内镜超声引导咽后淋巴结穿刺有助于诊断鼻咽癌咽后淋巴结可疑转移或复发[11-13]。对于确诊鼻咽癌的极低转移风险（$N_{0\sim1}$ 且 EBV DNA<4 000 拷贝 /ml）患者，建议先行腹部超声检查，如怀疑远处转移再结合腹部平扫 + 增强 MRI/CT 检查。

鼻咽癌初诊患者远处转移率达 11%~36%，远处转移的早期发现无疑对于准确分期及治疗策略的制订具有重要的意义，而 ^{18}F-FDG PET/CT 较常规的影像检查手段（胸部 X 线检查、超声、全身骨扫描等）对远处转移具有更高的灵敏度及特异度[3, 14-15]。因此，对于高转移风险（如 $N_{0\sim1}$ 且 EBV DNA>4 000 拷贝 /ml 或 $N_{2\sim3}$ 或 $T_{3\sim4}$）[14]的患者，建议在治疗前常规进行 PET/CT 检查。此外，对于治疗后 EBV DNA 持续或进行性升高而常规影像检查手段无阳性发现者，建议进一步结合 PET/CT 检查。

对于远处器官单发病灶或淋巴结肿大、影像学表现不典型或不伴血浆 EBV DNA 升高的可疑转移瘤患者，建议进一步在影像引导下行病灶穿刺，获取病理学转移证据，发现 / 排除第二原发肿瘤。

相较于自然语言的影像诊断报告，结构化报告更适合于肿瘤治疗前的精准分期，有助于全面评估肿瘤受累情况，减少了诊断报告中对肿瘤周围结构侵犯及淋巴结受累情况等方面信息的遗漏[16]。此外，统一结构化报告诊断标准可提高报告的一致性，便于临床医生与影像诊断医生间沟通，同时为后续医学大数据研究提供标准化数据源，相关研究表明统一结构化报告在鼻咽癌预后预测、治疗决策等方面具有重要参考意义[17-19]。

参考文献

[1] SUN XS, LIU SL, LUO MJ, et al. The association between the development of radiation therapy, image technology, and chemotherapy, and the survival of patients with nasopharyngeal carcinoma: a cohort study from 1990 to 2012. Int J Radiat Oncol Biol Phys, 2019, 105 (3): 581-590.

[2] LIAO XB, MAO YP, LIU LZ, et al. How does magnetic resonance imaging influence staging according to AJCC staging system for nasopharyngeal carcinoma compared with computed tomography？. Int J Radiat Oncol Biol Phys, 2008, 72 (5): 1368-1377.

[3] CHEN WS, LI JJ, HONG L, et al. Comparison of MRI, CT and ^{18}F-FDG PET/CT in the diagnosis of local and

metastatic of nasopharyngeal carcinomas: an updated meta analysis of clinical studies. Am J Transl Res, 2016, 8 (11): 4532-4547.

[4] LAI V, KHONG PL. Updates on MR imaging and ^{18}F-FDG PET/CT imaging in nasopharyngeal carcinoma. Oral Oncol, 2014, 50 (6): 539-548.

[5] CHANG JT, CHAN SC, YEN TC, et al. Nasopharyngeal carcinoma staging by (18) F-fluorodeoxyglucose positron emission tomography. Int J Radiat Oncol Biol Phys, 2005, 62 (2): 501-507.

[6] PENG H, CHEN L, TANG LL, et al. Significant value of ^{18}F-FDG PET/CT in diagnosing small cervical lymph node metastases in patients with nasopharyngeal carcinoma treated with intensity-modulated radiotherapy. Chin J Cancer, 2017, 36 (1): 95.

[7] YEN RF, HUNG RL, PAN MH, et al. 18-fluoro-2-deoxyglucose positron emission tomography in detecting residual/recurrent nasopharyngeal carcinomas and comparison with magnetic resonance imaging. Cancer, 2003, 98 (2): 283-287.

[8] COMORETTO M, BALESTRERI L, BORSATTI E, et al. Detection and restaging of residual and/or recurrent nasopharyngeal carcinoma after chemotherapy and radiation therapy: comparison of MR imaging and FDG PET/CT. Radiology, 2008, 249 (1): 203-211.

[9] ZHOU GQ, LV JW, TANG LL, et al. Evaluation of the National Comprehensive Cancer Network and European Society for Medical Oncology nasopharyngeal carcinoma surveillance guidelines. Front Oncol, 2020, 10: 119.

[10] CHAN SC, YEH CH, YEN TC, et al. Clinical utility of simultaneous whole-body ^{18}F-FDG PET/MRI as a single-step imaging modality in the staging of primary nasopharyngeal carcinoma. Eur J Nucl Med Mol Imaging, 2018, 45 (8): 1297-1308.

[11] LI JJ, HE LJ, LUO GY, et al. Fine-needle aspiration of a retropharyngeal lymph node guided by endoscopic ultrasonography. Endoscopy, 2015, 47 Suppl 1 UCTN: E449-E450.

[12] HE LJ, XIE C, LI Y, et al. Ultrasound-guided fine needle aspiration of retropharyngeal lymph nodes after radiotherapy for nasopharyngeal carcinoma: a novel technique for accurate diagnosis. Cancer Commun (Lond), 2018, 38 (1): 20.

[13] TAN W, MAO M, HE H, et al. Endonasopharyngeal ultrasound and magnetic resonance imaging features of recurrent retropharyngeal nodes in nasopharyngeal carcinoma patients: a radiologic-histopathologic study. Radiother Oncol, 2023, 183: 109579.

[14] TANG LQ, CHEN QY, FAN W, et al. Prospective study of tailoring whole-body dual-modality [^{18}F] fluorodeoxyglucose positron emission tomography/computed tomography with plasma Epstein-Barr virus DNA for detecting distant metastasis in endemic nasopharyngeal carcinoma at initial staging. J Clin Oncol, 2013, 31 (23): 2861-2869.

[15] CHUA ML, ONG SC, WEE JT, et al. Comparison of 4 modalities for distant metastasis staging in endemic nasopharyngeal carcinoma. Head Neck, 2009, 31 (3): 346-354.

[16] LEITHNER D, SALA E, NERI E, et al. Perceptions of radiologists on structured reporting for cancer imaging: a survey by the European Society of Oncologic Imaging (ESOI). Eur Radiol, 2024, 34 (8): 5120-5130.

[17] ZHU S, LI S, CAO D, et al. Prognostic value of skull base foramen invasion subclassification in T category modification and induction chemotherapy management for nasopharyngeal carcinoma: post-hoc analysis of a dual-center retrospective cohort study. Adv Sci (Weinh), 2025, 12 (4): e2408182.

[18] LI SQ, ZHANG WJ, LIANG BD, et al. A rulefit-based prognostic analysis using structured MRI report to select potential beneficiaries from induction chemotherapy in advanced nasopharyngeal carcinoma: a dual-centre study. Radiother Oncol, 2023, 189: 109943.

[19] HUANG WJ, QUAN TT, ZHAO Q, et al. MRI of nasopharyngeal carcinoma: parapharyngeal subspace involvement has prognostic value and influences T-staging in the IMRT era. Eur Radiol, 2022, 32 (1): 262-271.

2.2 病理学诊断

内容	Ⅰ级推荐	Ⅱ级推荐	Ⅲ级推荐
获取组织或细胞学技术	鼻咽镜下肿块活检：钳取或者穿刺	颈部淋巴结穿刺或活检（无法从鼻咽取得活检的患者） 难以鉴别的远处转移灶（如软组织肿块）穿刺或活检	
病理学诊断	鼻咽部位肿瘤根据组织病理形态，诊断为鼻咽癌，再进一步分亚型：鼻咽角化性鳞状细胞癌、非角化性癌（分化型和未分化型）和基底样鳞状细胞癌；颈部肿块穿刺病理诊断为转移性非角化性癌或者转移性未分化癌等		
分子辅助诊断	免疫组织化学 / 原位杂交检测：对于病变形态不能明确诊断为鼻咽癌的病例，须加做免疫组织化学（如 pan-cytokeratin）或原位杂交（如 EBER）检测，协助病理诊断 外周血 EBV 抗体与 EBV DNA：血清 EB 病毒抗体与血浆 EBV DNA 拷贝数可协助鼻咽癌的诊断		血浆 EBV DNA 拷贝数可协助鼻咽癌初治后远处转移 / 复发的诊断，其诊断远处转移的准确率高于复发

【注释】

1962年，梁伯强团队首先在国际上提出鼻咽癌病理组织学分类，将鼻咽癌病理组织学分为未分化、低分化及高分化3大类[1]。其中未分化癌即多形细胞癌，低分化癌包括大圆形细胞癌、梭形细胞癌和鳞状细胞癌Ⅲ级（相当于低分化鳞癌），高分化癌包括鳞状细胞癌Ⅱ级、基底细胞型和柱状细胞癌（腺癌）。此后，国内及世界卫生组织（WHO）多次提出及修改鼻咽癌病理分类，目前国际沿用的是WHO第三版分期（2003年）：角化性鳞状细胞癌、非角化性癌、基底样鳞状细胞癌3大类。其中非角化性癌在中国占绝大多数，可以进一步细分为分化型及未分化型非角化性癌[2]。明确的病理分类对于分期诊断和治疗选择至关重要[3]。然而，目前的病理分类并不能有效地区分患者的预后[2]。目前各指南尚不建议根据病理检测结果决定后续个体化的治疗策略[4]。对于鼻咽癌患者，外周血EB病毒抗体与EBV DNA拷贝数若为阳性[5-6]，可协助鼻咽癌的诊断。最新的一项前瞻性整群随机对照的筛查研究发现，VCA IgA和EBNA1 IgA两个EB病毒抗体的组合可将鼻咽癌的早期诊断率提高3倍（21%~79%），并降低死亡风险88%[5]；另一项前瞻性筛查研究发现，血浆EBV DNA拷贝数对于鼻咽癌诊断的灵敏度和特异度分别高达97.1%及98.6%，与历史对照相比（20%），71%患者诊断时仅为Ⅰ~Ⅱ期，降低了死亡风险[6]。但应注意，即使这些分子指标均为阴性，也不能排除鼻咽癌的可能[7]。目前主要使用实时荧光定量PCR进行血浆/血清EBV DNA拷贝数的定量检测，最常用的扩增目的基因片段是BamHI-W。需要注意的是，目前尚无国际公认的EBV DNA标准化检测流程，仅美国癌症研究所针对EBV DNA标准化检测给出了建议[8]。最新的一项回顾性研究发现，血浆EBV DNA拷贝数对于诊断鼻咽癌初治后远处转移的灵敏度、特异度、准确率分别为91.1%、80.0%和

92.8%（注意：对肺外转移诊断准确率高于肺转移），对诊断区域复发的灵敏度、特异度、准确率分别为 80.2%、80.0% 和 85.9%，对诊断局部复发的灵敏度、特异度、准确率分别为 68.8%、80.0% 和 78.2%[9]。

参考文献

[1] LIANG PC, CH'EN CC, CHU CC, et al. The histopathologic classification, biologic characteristics and histogenesis of nasopharyngeal carcinomas. Chin Med J, 1962, 81: 629-658.

[2] WANG HY, CHANG YL, TO KF, et al. A new prognostic histopathologic classification of nasopharyngeal carcinoma. Chin J Cancer, 2016, 35: 41.

[3] HELLIWELL TR, GILES TE. Pathological aspects of the assessment of head and neck cancers: United Kingdom National Multidisciplinary Guidelines. J Laryngol Otol, 2016, 130 (S2): S59-S65.

[4] NATIONAL COMPREHENSIVE CANCER NETWORK. NCCN clinical practice guidelines: head and neck cancers. Version 3, 2019. Plymouth Meeting, PA: National Comprehensive Cancer Network, 2019.

[5] JI MF, SHENG W, CHENG WM, et al. Incidence and mortality of nasopharyngeal carcinoma: interim analysis of a cluster randomized controlled screening trial (PRO-NPC-001) in southern China. Ann Oncol, 2019, 30 (10): 1630-1637.

[6] CHAN K, WOO J, KING A, et al. Analysis of plasma Epstein-Barr virus DNA to screen for nasopharyngeal cancer. N Engl J Med, 2017, 377 (6): 513-522.

[7] CHEN YP, CHAN A, LE QT, et al. Nasopharyngeal carcinoma. Lancet, 2019, 394 (10192): 64-80.

[8] KIM KY, LE QT, YOM SS, et al. Current state of PCR-based Epstein-Barr virus DNA testing for nasopharyngeal cancer. J Natl Cancer Inst, 2017, 109 (4): 761-763.
[9] CHEN FP, HUANG XD, LV JW, et al. Prognostic potential of liquid biopsy tracking in the posttreatment surveillance of patients with nonmetastatic nasopharyngeal carcinoma. Cancer, 2020, 126 (10): 2163-2173.

2.3 分期

本指南采用 UICC/AJCC TNM 分期系统（第 9 版）[1]。

原发肿瘤（T）

T_x　原发肿瘤无法评价

T_0　无原发肿瘤证据，但具有 EB 病毒阳性的颈部淋巴结累及

T_{is}　原位癌

T_1　肿瘤局限于鼻咽，或侵犯以下任何结构，但无咽旁间隙累及：①口咽；②鼻腔

T_2　肿瘤侵犯以下任何结构：①咽旁间隙；②邻近软组织累及（翼内肌、翼外肌、椎前肌）

T_3　肿瘤明确侵犯以下任何骨结构：①颅底骨质（含翼状结构）；②鼻旁窦；③颈椎

T_4　肿瘤侵犯以下任何结构：①颅内；②明确的影像学和 / 或临床表现的脑神经受侵；③下咽；④眼眶（含眶下裂）；⑤腮腺；⑥广泛的软组织区域浸润并超过翼外肌外侧缘

区域淋巴结（N）

N_x　区域淋巴结无法评价

N_0　无区域淋巴结转移

N_1　淋巴结转移累及以下任何一项

1）单侧颈部淋巴结转移

2）单侧或双侧咽后淋巴结转移，且满足以下全部：①最大径 ≤ 6cm；②位于环状软骨尾侧缘以上水平；③无严重颈部淋巴结包膜外侵

N_2　双侧颈部淋巴结转移，且满足以下全部：①最大径 ≤ 6cm；②环状软骨尾侧缘以上水平；③无严重颈部淋巴结包膜外侵

N_3　单侧或双侧颈部淋巴结转移，且满足以下任意一项：①最大径>6cm；②侵犯环状软骨尾侧缘以下水平；③存在严重颈部淋巴结包膜外侵（伴邻近肌肉、皮肤和 / 或神经血管束受累）

远处转移（M）

M_0　无远处转移

M_1　有远处转移

M_{1a} 在 ≥ 1 个器官 / 部位存在 ≤ 3 个转移病灶

M_{1b} 在 ≥ 1 个器官 / 部位存在>3 个转移病灶

总体分期

总体分期	T	N	M
0 期	T_{is}	N_0	M_0
Ⅰ A 期	$T_{1\sim2}$	N_0	M_0
Ⅰ B 期	$T_{0\sim2}$	N_1	M_0
Ⅱ 期	$T_{0\sim2}$	N_2	M_0
	T_3	$N_{0\sim2}$	M_0
Ⅲ 期	T_4	任何 N	M_0
	任何 T	N_3	M_0
ⅣA 期	任何 T	任何 N	M_{1a}
ⅣB 期	任何 T	任何 N	M_{1b}

【注释】

目前鼻咽癌临床分期主要采用 UICC/AJCC TNM 分期系统（第 9 版），该分期系统发布于 2025 年。随着鼻咽癌的影像诊断技术不断提高，鼻咽癌的综合治疗策略不断改进，患者预后获得极大改善，相比此前应用的第 8 版分期，本次分期主要调整内容：①严重颈部淋巴结包膜外侵（侵犯至周围组织，包括皮肤、肌肉、神经血管束等）升级至 N_3；②将 T_1N_0 与 T_2N_0 合并为ⅠA 期，$T_{1\sim2}N_1$ 患者调整为ⅠB 期；③原Ⅲ期调整为Ⅱ期，原ⅣA 期调整为Ⅲ期；④将初诊转移性鼻咽癌调整为Ⅳ期，并根据转移灶个数是否超过 3 个将Ⅳ期分为ⅣA 及ⅣB [1-2]。对于 T 分期，最新一项大型多中心回顾性研究发现，T_3 患者中的早期颅底骨质受侵（仅蝶骨基底部和 / 或翼突受侵患者）与 T_2 患者预后相似，因此建议将其降期至 T_2 [3]。本次分期修订中虽未直接采纳该建议，但明确指出应严格规范颅底骨质受侵的影像诊断标准。尤其对于早期颅底骨质受侵的诊断要格外注意 MRI 的信号强度，骨质受侵表现需要在 MRI 所有序列上信号与原发肿瘤相同，仅在 MRI 及 CT 上表现为骨质硬化者不足以诊断为 T_3 [1]。此外，存在明确的基于影像诊断的脑神经受侵及眶下裂受侵患者应诊断为 T_4。其中，影像诊断脑神经受侵应重点关注颅外病变，诊断标准包括存在远离原发肿瘤的沿神经走行的软组织增粗和强化；颅底神经孔道受侵必须同时合并明确的临床表现和 / 或所支配肌肉的去神经肌肉改变（如 V_3 支配的咀嚼肌、Ⅻ支配的舌肌）[1]。对于 N 分期，本次升级主要针对颈部淋巴结包膜外侵，进一步研究发现咽后淋巴结严重包膜外侵患者预后优于 N_3，因此不建议以咽后淋巴结包膜情况作为升级依据 [4]。此外，研究表明血浆 EBV DNA 结合 TNM 分期可进一步提高对鼻咽癌患者预后的预测效能 [5]，有条件的中心可结合 UICC/AJCC TNM 分期与血浆 EBV DNA 拷贝数共同判断患者疾病严重程度。此外，有研究表明基因分子标签可有效评估鼻咽癌患者的远处转移风险和诱导化疗效果（专利号：ZL201710974854.3，ZL201911068717.9）[6-7]，可用于进行基因表达检测以指导个体化治疗。

参考文献

[1] THE AMERICAN JOINT COMMITTEE ON CANCER. AJCC Version 9 cancer staging system.(2024-12-14)[2025-07-07]. https://www. facs. org/quality-programs/cancer-programs/american-joint-committee-on-cancer/version-9/.

[2] PAN JJ, MAI HQ, NG WT, et al. The AJCC and UICC ninth version of the nasopharyngeal cancer TNM staging classification. JAMA Oncol 2024, 10 (12): 1627-1635.

[3] DU XJ, WANG GY, ZHU XD, et al. Refining the 8th edition TNM classification for EBV related nasopharyngeal carcinoma. Cancer Cell, 2024, 42 (3): 464-473.

[4] JIANG W, WANG GY, QIN GJ, et al. Advanced image-identified extranodal extension of retropharyngeal lymph nodes in the refinement of N classification for nasopharyngeal carcinoma. Cell Rep Med, 2025, 6 (2): 101942.

[5] GUO R, TANG LL, MAO YP, et al. Proposed modifications and incorporation of plasma Epstein-Barr virus DNA improve the TNM staging system for Epstein-Barr virus-related nasopharyngeal carcinoma. Cancer, 2019, 125 (1): 79-89.

[6] TANG XR, LI YQ, LIANG SB, et al. Development and validation of a gene expression-based signature to predict distant metastasis in locoregionally advanced nasopharyngeal carcinoma: a retrospective, multicentre, cohort study. Lancet Oncol, 2018, 19 (3): 382-393.

[7] LEI Y, LI YQ, JIANG W, et al. A gene-expression predictor for efficacy of induction chemotherapy in locoregionally advanced nasopharyngeal carcinoma. J Natl Cancer Inst, 2021, 113 (4): 471-480.

3　鼻咽癌的放疗

3.1 放疗基本原则

内容	基本原则
射线类型	推荐使用光子线（X 线），必要时，有条件可考虑质子或重离子射线（如肿瘤累及或距离重要危及器官过近或复发性鼻咽癌）
放疗技术	推荐使用每日图像引导的调强适形放射治疗，序贯加量放疗或同步推量放疗均可使用
处方剂量	推荐的处方剂量为 70Gy（分割次数 32~35 次，单次剂量 2.0~2.2Gy），7 周内（每天 1 次，每周 5 次）完成。可以根据肿瘤体积及其对放 / 化疗的反应来调整剂量

【注释】

与传统的二维或三维放射治疗（放疗）相比，调强适形放疗（IMRT）可以产生高度适合肿瘤靶区形状的剂量分布，从而能够在保护邻近重要结构的同时对鼻咽癌进行高剂量照射。IMRT 在降低毒性方面的获益，如减少神经毒性、口干、张口困难和吞咽困难的发生，已在 3 项随机对照试验[1-3]和多项荟萃分析中得以证明[4-5]。一项随机对照试验[1]和数项荟萃分析[5-7]还表明，IMRT 提高了鼻咽癌的疾病控制率和生存率。

鼻咽癌患者的生存率已得到明显改善。但是，鼻咽癌放疗后长期存活者常伴随较大的不良反应[8]。放疗分割次数是影响晚期毒性反应的主要因素之一。Intergroup 0099 试验[9]和 RTOG 0225 试验[10]采用了处方剂量为 70Gy、分割 33~35 次、每周 5 次、单次剂量 2.0~2.12Gy 的放疗方案，展示良好的疗效和可接受的毒性反应。由于有残留病灶的患者预后较差[11-12]，对于在 IMRT 结束时 MRI 可检出残留病灶的患者，可以考虑加用 2~3 次 4~6Gy 的放疗[13-14]。对于反应良好的小原发灶，可以考虑稍微降低总剂量（例如 66~68Gy）。应避免使用更大的分割剂量，特别是在与化疗联合使用时，晚期毒性可能较大。NPC-9902 试验[12]和 NPC-0501 试验[15]均未能证明每周放疗 6 次的加速分割模式的临床获益优于每周放疗 5 次的传统分割模式。

参考文献

[1] PENG G, WANG T, YANG KY, et al. A prospective, randomized study comparing outcomes and toxicities of intensity-modulated radiotherapy vs. conventional two-dimensional radiotherapy for the treatment of nasopharyngeal carcinoma. Radiother Oncol, 2012, 104 (3): 286-293.

[2] KAM MK, LEUNG SF, ZEE B, et al. Prospective randomized study of intensity-modulated radiotherapy on salivary gland function in early-stage nasopharyngeal carcinoma patients. J Clin Oncol, 2007, 25 (31): 4873-4879.

[3] POW EH, KWONG DL, MCMILLAN AS, et al. Xerostomia and quality of life after intensity-modulated radiotherapy vs. conventional radiotherapy for early-stage nasopharyngeal carcinoma: initial report on a randomized controlled clinical trial. Int J Radiat Oncol Biol Phys, 2006, 66 (4): 981-991.

[4] LIU F, JIN T, LIU L, et al. The role of concurrent chemotherapy for stage Ⅱ nasopharyngeal carcinoma in the intensity-modulated radiotherapy era: a systematic review and meta-analysis. PLoS One, 2018, 13 (3): e0194733.

[5] DU T, XIAO J, QIU Z, et al. The effectiveness of intensity-modulated radiation therapy versus 2D-RT for the treatment of nasopharyngeal carcinoma: a systematic review and meta-analysis. PLoS One, 2019, 14 (7): e0219611.

[6] LUO MS, HUANG GJ, LIU HB. Oncologic outcomes of IMRT versus CRT for nasopharyngeal carcinoma: a meta-

analysis. Medicine (Baltimore), 2019, 98 (24): e15951.
[7] CO J, MEJIA MB, DIZON JM. Evidence on effectiveness of intensity-modulated radiotherapy versus 2-dimensional radiotherapy in the treatment of nasopharyngeal carcinoma: meta-analysis and a systematic review of the literature. Head Neck, 2016, 38 (Suppl 1): E2130-E2142.
[8] MCDOWELL L, CORRY J, RINGASH J, et al. Quality of life, toxicity and unmet needs in nasopharyngeal cancer survivors. Front Oncol, 2020, 10: 930.
[9] AL-SARRAF M, LEBLANC M, GIRI PG, et al. Chemoradiotherapy versus radiotherapy in patients with advanced nasopharyngeal cancer: phase Ⅲ randomized Intergroup study 0099. J Clin Oncol, 1998, 16 (4): 1310-1317.
[10] LEE N, HARRIS J, GARDEN AS, et al. Intensity-modulated radiation therapy with or without chemotherapy for nasopharyngeal carcinoma: Radiation Therapy Oncology Group phase Ⅱ trial 0225. J Clin Oncol, 2009, 27 (22): 3684-3690.
[11] LV JW, ZHOU GQ, LI JX, et al. Magnetic resonance imaging-detected tumor residue after intensity-modulated radiation therapy and its association with post-radiation plasma Epstein-Barr virus deoxyribonucleic acid in nasopharyngeal carcinoma. J Cancer, 2017, 8 (5): 861-869.
[12] HE Y, ZHOU Q, SHEN L, et al. A retrospective study of the prognostic value of MRI-derived residual tumors at the end of intensity-modulated radiotherapy in 358 patients with locally-advanced nasopharyngeal carcinoma. Radiat Oncol, 2015, 10: 89.
[13] CAO CN, LUO JW, GAO L, et al. Clinical outcomes and patterns of failure after intensity-modulated radiotherapy for T_4 nasopharyngeal carcinoma. Oral Oncol, 2013, 49 (2): 175-181.
[14] FEI Z, XU T, QIU X, et al. Significance of boost dose for T_4 nasopharyngeal carcinoma with residual primary lesion after intensity-modulated radiotherapy. J Cancer Res Clin Oncol, 2021, 147 (7): 2047-2055.
[15] LEE A, NGAN R, NG WT, et al. NPC-0501 trial on the value of changing chemoradiotherapy sequence, replacing 5-fluorouracil with capecitabine, and altering fractionation for patients with advanced nasopharyngeal carcinoma. Cancer, 2020, 126 (16): 3674-3688.

3.2 放疗流程

内容	基本原则
体位固定	头颈肩热塑膜 + 个体化发泡胶头颈垫（推荐）；头颈肩热塑膜 + 头颈肩真空袋；头颈肩热塑膜 + 水活化固定枕；头颈肩热塑膜 + 标准树脂头枕
CT 定位	扫描体位仰卧位头先进，扫描和重建层厚 3mm，扫描方式为 140kV 平扫 +120kV 增强扫描，FOV 足够包括患者肩部最宽处
MRI 定位	扫描体位仰卧位头先进，扫描序列为 T_1、T_2、T_1 增强及 T_1 压脂增强，扫描层厚 3mm，层间距 0mm，扫描方式平扫 + 增强扫描
计划设计	鼻咽癌放疗计划推荐调强（IMRT）逆向计划设计。通常采用固定野调强（fixed-beam IMRT）方式，7~9 个照射野，共面均匀分布；也可使用单弧或双弧容积旋转调强技术（VMAT/Rapid Arc）或螺旋体层放射治疗（tomotherapy）。所有计划设计均通过逆向优化过程调整各子野的权重或强度，以使高剂量分布在三维方向上，与肿瘤靶区的轮廓高度适形
计划验证	调强计划剂量验证内容应包括点剂量验证和剂量分布验证，鼓励开展基于患者解剖结构的三维剂量验证。计划验证建议优选实际机架角度测量，多角度合成剂量验证的方法，并采用绝对剂量模式对结果加以分析。建议使用全局归一计算 Gamma 通过率，其容差限值：3%/2mm，10% 剂量阈值，Gamma 通过率 ≥95%；干预限值：3%/2mm，10% 剂量阈值，Gamma 通过率 ≥90%
图像引导放疗（IGRT）	每次治疗前必须采用至少 2D IGRT 技术对患者摆位进行验证，有条件单位可以采用千伏级或兆伏级锥形束 CT（kV/MV CBCT）、MRI 等多种影像技术，在高精度放疗期间实施每日图像引导

【注释】

鼻咽癌推荐的放疗方式为IMRT，其靶区剂量高度适形和边缘剂量陡峭的特点对体位固定的精确度要求更高[1]。目前鼻咽癌体位固定的主要方式：头颈肩热塑膜+个体化发泡胶头颈垫、头颈肩热塑膜+头颈肩真空袋、头颈肩热塑膜+水活化固定枕、头颈肩热塑膜+标准树脂头枕。其中发泡胶的固定适形度和精确度更为理想，可做到高度个体化适形，对头部和颈部都有着较好的固定效果[2-4]。另外，也可以在以上固定方式基础上再加上口腔支架咬合器，口腔支架可以减轻口腔反应、保护味觉，且能减少头颈部的摆位误差，更好地控制下颌的仰度。

CT-sim是放疗中最常用的放疗定位技术[5]。定位CT影像是治疗计划设计的基础，通过影像CT值转换得到的电子密度信息可用于治疗计划精确剂量计算。定位CT影像还具备治疗计划三维坐标系的建立、靶区勾画、射野虚拟模拟、疗效评价和作为图像引导放疗（IGRT）的参考影像等功能。MR-sim较CT-sim图像分辨率更高，对软组织如神经、淋巴结等显示更为清晰，对肿瘤的浸润也有更出色的分辨显示能力[6]，因此MR-sim可以作为CT-sim的补充模拟，以帮助医生更好地勾画临床靶区[7]。MR-sim使用时应注意移除患者身上所有金属物件，使用MR专用的体位固定装置。模拟定位扫描时建议选择≤3mm的层厚，有利于提供给靶区和危及器官足够的解剖细节来勾画轮廓[1]。

体位固定及模拟扫描时应保持一致的体位：采用头先进仰卧位，双手自然下垂置于身体两侧，去除义齿、助听器、假发、耳环及项链等位于治疗区域的各种穿戴[1]。热塑膜固定后要观察与人体轮廓如前额、鼻梁、颏部和肩膀部位贴合情况，保证患者体位重复性[8-9]。增强扫描具体使用的数据应根据患者年龄、血管情况，使用对比剂种类、对比剂浓度、机器配置等实际情况决定。增强扫描后，应要求患者在注射对比剂之后停留 15 分钟，无不适感方可离开。

与传统 3D-CRT 相比，IMRT 可以优化射野内线束的权重，使高剂量分布在 3D 方向与肿瘤靶区轮廓高度适形，从而减少周围正常组织损伤，是目前鼻咽癌放疗的首选治疗技术[10-11]。鼻咽癌 IMRT 计划设计多采用固定野调强技术（fixed-beam IMRT）或者容积旋转调强技术（VAMT）[12-13]。为满足临床剂量学要求，固定野调强建议使用 9 射野，共面均匀分布；VMAT 使用单弧或双弧设计。强烈推荐调强逆向计划设计，给定靶区剂量分布和危及器官的剂量限量，利用优化算法，由计算机辅助计划系统计算出各子野权重及射线强度分布[14]。

目前放疗计划设计与剂量计算主要以 CT 图像为基础，因为 CT 值可以反映人体不同组织的电子密度，便于对组织不均匀性进行相应的修正[15]。剂量计算范围一般应涵盖患者外轮廓、体位固定装置和治疗床板[16]。综合考虑计算精度和计算效率，推荐采用 2.5~3mm 计算网格[17-19]。应优选各向异性分析算法（anisotropic analytical algorithm）、迭代卷积算法（collapsed cone convolution）和蒙特卡洛法（Monte Carlo）等精准算法计算最终剂量分布，以保证调强治疗的精度[20]。

鉴于 MR 图像软组织分辨率高且无额外 X 线暴露风险，有条件单位也可以通过 MR-CT 图像转换，生成虚拟 CT（synthetic CT），实现基于 MR 图像的独立计划设计与剂量计算[21-24]。

IMRT 计划剂量验证是放疗质量控制与保证的重要组成部分，不仅可以检测 TPS 剂量计算的准确率，还可以检测治疗数据传输的完整性和加速器的工作状态。剂量验证内容通常包括点剂量验证和剂量分布验证[25]，鼓励有条件的单位开展基于患者解剖结构的三维剂量验证。

IMRT 计划验证优选实际机架角度测量，多角度合成剂量验证的方法。实际多机架角度测量更接近实际治疗情况，可以如实反映加速器机架、小机头、准直器（MLC）受重力的影响和治疗床衰减等情况[26]。测量结果与计划计算剂量分布比较时，建议使用全局归一。剂量归一点应选择在最大剂量点或高剂量坪区内的其他点（剂量高于最大剂量的 90%）。剂量分布比较应使用绝对剂量模式进行比较，不应进行相对剂量比较或在相对剂量模式下对剂量进行归一，以免遗漏引起绝对剂量偏差的因素[26]。采用 Gamma 分析时，Gamma 计算的范围应排除无临床意义却会影响剂量验证分析结果的低剂量区域。根据 AAPM TG218 号报告[26]建议，Gamma 分析其容差限值：3%/2mm，10% 剂量阈值条件下，Gamma 通过率应 ≥95%；如果剂量阈值通过率低于 90%，且不通过的点广泛分布在靶区或危及器官内，剂量差异有临床意义时则治疗计划不能执行。

IGRT 可以在患者治疗前、治疗中利用各种先进的影像设备对肿瘤及其周围正常器官的位置、形态进行追踪，最大限度地减少分次放疗间的摆位误差，实现精准照射[27-33]。

常用的 IGRT 技术包括 2D 平面成像，以及千伏 / 兆伏级 CBCT、MRI 等 3D 体积成像[34]。为了保证治疗的准确率，治疗前必须采用至少 2D IGRT 技术对患者摆位进行验证，推荐采用千伏或兆伏级 CBCT 在高精度放疗期间实施每日图像引导。

CBCT 与计划 CT 图像配准时，配准范围应包含肿瘤靶区与周围正常组织结构。推荐使用骨性配准算法自动配准图像，并依据骨性标志（如上颈椎、颅底和 / 或下颌骨）、空腔和软组织人工调整配准结果，以确定头脚方向（SI）、前后方向（AP）和左右方向（LR）的偏移量并移床修正误差[35]。

鉴于 MR 图像软组织分辨率高且无额外 X 线暴露风险，有条件的单位建议开展基于 MR 图像引导放疗。与千伏 / 兆伏级 CBCT 图像相比，MRI 可以清晰地显示肿瘤靶区和周围正常组织、器官的形态和轮廓。通过 MR-CT 图像模态转换生成虚拟 CT（synthetic CT），可以进一步实现基于 MR 图像的独立计划设计与剂量计算[21-24]，为在线调整治疗条件、开展自适应放疗提供了技术保障。

参考文献

［1］LEECH M, COFFEY M, MAST M, et al. ESTRO ACROP guidelines for positioning, immobilisation and position verification of head and neck patients for radiation therapists. Tech Innov Patient Support Radiat Oncol, 2017, 1: 1-7.

［2］许森奎，姚文燕，胡江，等．鼻咽癌发泡胶个体化塑形与标准化头枕放疗体位固定精确度比较．中华放射肿瘤学杂志，2015, 24 (2): 196-199.

［3］LIN CG, XU SK, YAO WY, et al. Comparison of set up accuracy among three common immobilisation systems for intensity modulated radiotherapy of nasopharyngeal carcinoma patients. J Med Radiat Sci, 2017, 64 (2): 106-113.

［4］许森奎，姚文燕，严惠莲，等．两种体位固定装置在颈部放疗中的摆位误差比较研究．肿瘤预防与治疗，2019, 32 (6): 528-532.

［5］BAKER GR. Localization: conventional and CT simulation. Br J Radiol, 2006, 79 Spec No 1: S36-S49.

［6］LIAO XB, MAO YP, LIU LZ, et al. How does magnetic resonance imaging influence staging according to AJCC staging system for nasopharyngeal carcinoma compared with computed tomography？. Int J Radiat Oncol Biol Phys, 2008, 72 (5): 1368-1377.

［7］KORSAGER AS, CARL J, RIIS ØSTERGAARD L. Comparison of manual and automatic MR-CT registration for radiotherapy of prostate cancer. J Appl Clin Med Phys, 2016, 17 (3): 294-303.

［8］BENTEL GC, MARKS LB, SHEROUSE GW, et al. A customized head and neck support system. Int J Radiat Oncol Biol Phys, 1995, 32 (1): 245-248.

［9］HOUWELING AC, VAN DER MEER S, VAN DER WAL E, et al. Improved immobilization using an individual head support in head and neck cancer patients. Radiother Oncol, 2010, 96 (1): 100-103.

[10] XIA P, FU KK, WONG GW, et al. Comparison of treatment plans involving intensity-modulated radiotherapy for nasopharyngeal carcinoma. Int J Radiat Oncol Biol Phys, 2000, 48 (2): 329-337.

[11] SUN X, SU S, CHEN C, et al. Long-term outcomes of intensity-modulated radiotherapy for 868 patients with nasopharyngeal carcinoma: an analysis of survival and treatment toxicities. Radiother Oncol, 2014, 110 (3): 398-403.

[12] VERBAKEL WF, CUIJPERS JP, HOFFMANS D, et al. Volumetric intensity-modulated arc therapy vs. conventional IMRT in head-and-neck cancer: a comparative planning and dosimetric study. Int J Radiat Oncol Biol Phys, 2009, 74 (1): 252-259.

[13] LU SH, CHENG JC, KUO SH, et al. Volumetric modulated arc therapy for nasopharyngeal carcinoma: a dosimetric comparison with TomoTherapy and step-and-shoot IMRT. Radiother Oncol, 2012, 104 (3): 324-330.

[14] CHENG JC, CHAO KS, LOW D. Comparison of intensity modulated radiation therapy (IMRT) treatment techniques for nasopharyngeal carcinoma. Int J Cancer, 2001, 96 (2): 126-131.

[15] 祁振宇 , 黄劭敏 , 邓小武 . 放疗计划 CT 值的校准检测及其影响因素分析 . 癌症 , 2006, 25 (1): 110-114.

[16] OLCH AJ, GERIG L, LI H, et al. Dosimetric effects caused by couch tops and immobilization devices: report of AAPM Task Group 176. Med Phys, 2014, 41 (6): 061501.

[17] DEMPSEY JF, ROMEIJN HE, LI JG, et al. A fourier analysis of the dose grid resolution required for accurate IMRT fluence map optimization. Med Phys, 2005, 32 (2): 380-388.

[18] BEDFORD JL, CHILDS PJ, NORDMARK HANSEN V, et al. Commissioning and quality assurance of the Pinnacle (3) radiotherapy treatment planning system for external beam photons. Br J Radiol, 2003, 76 (903): 163-176.

[19] CHUNG H, JIN H, PALTA J, et al. Dose variations with varying calculation grid size in head and neck IMRT. Phys Med Biol, 2006, 51 (19): 4841-4856.

[20] HASENBALG F, NEUENSCHWANDER H, MINI R, et al. Collapsed cone convolution and analytical anisotropic

algorithm dose calculations compared to VMC++ Monte Carlo simulations in clinical cases. Phys Med Biol, 2007, 52 (13): 3679-3691.

[21] PENG Y, CHEN S, QIN A, et al. Magnetic resonance-based synthetic computed tomography images generated using generative adversarial networks for nasopharyngeal carcinoma radiotherapy treatment planning. Radiother Oncol, 2020, 150: 217-224.

[22] QI M, LI Y, WU A, et al. Multi-sequence MR image-based synthetic CT generation using a generative adversarial network for head and neck MRI-only radiotherapy. Med Phys, 2020, 47 (4): 1880-1894.

[23] DINKLA AM, FLORKOW MC, MASPERO M, et al. Dosimetric evaluation of synthetic CT for head and neck radiotherapy generated by a patch-based three-dimensional convolutional neural network. Med Phys, 2019, 46 (9): 4095-4104.

[24] KLAGES P, BENSLIMANE I, RIYAHI S, et al. Patch-based generative adversarial neural network models for head and neck MR-only planning. Med Phys, 2020, 47 (2): 626-642.

[25] LOW DA, MORAN JM, DEMPSEY JF, et al. Dosimetry tools and techniques for IMRT. Med Phys, 2011, 38 (3): 1313-1338.

[26] MIFTEN M, OLCH A, MIHAILIDIS D, et al. Tolerance limits and methodologies for IMRT measurement-based verification QA: recommendations of AAPM Task Group No. 218. Med Phys, 2018, 45 (4): e53-e83.

[27] HONG TS, TOMÉ WA, CHAPPELL RJ, et al. The impact of daily setup variations on head-and-neck intensity-modulated radiation therapy. Int J Radiat Oncol Biol Phys, 2005, 61 (3): 779-788.

[28] XING L, LIN Z, DONALDSON SS, et al. Dosimetric effects of patient displacement and collimator and gantry angle misalignment on intensity modulated radiation therapy. Radiother Oncol, 2000, 56 (1): 97-108.

[29] HAN C, CHEN YJ, LIU A, et al. Actual dose variation of parotid glands and spinal cord for nasopharyngeal cancer patients during radiotherapy. Int J Radiat Oncol Biol Phys, 2008, 70 (4): 1256-1262.

[30] CHEN AM, FARWELL DG, LUU Q, et al. Evaluation of the planning target volume in the treatment of head and neck cancer with intensity-modulated radiotherapy: what is the appropriate expansion margin in the setting of daily image guidance ?. Int J Radiat Oncol Biol Phys, 2011, 81 (4): 943-949.

[31] DEN RB, DOEMER A, KUBICEK G, et al. Daily image guidance with cone-beam computed tomography for head-and-neck cancer intensity-modulated radiotherapy: a prospective study. Int J Radiat Oncol Biol Phys, 2010, 76 (5): 1353-1359.

[32] SHUENG PW, SHEN BJ, WU LJ, et al. Concurrent image-guided intensity modulated radiotherapy and chemotherapy following neoadjuvant chemotherapy for locally advanced nasopharyngeal carcinoma. Radiat Oncol, 2011, 6: 95.

[33] DUMA MN, KAMPFER S, SCHUSTER T, et al. Do we need daily image-guided radiotherapy by megavoltage computed tomography in head and neck helical tomotherapy ? The actual delivered dose to the spinal cord. Int J Radiat Oncol Biol Phys, 2012, 84 (1): 283-288.

[34] NABAVIZADEH N, ELLIOTT DA, CHEN Y, et al. Image guided radiation therapy (IGRT) practice patterns and IGRT's impact on workflow and treatment planning: results from a National Survey of American Society for Radiation Oncology Members. Int J Radiat Oncol Biol Phys, 2016, 94 (4): 850-857.

[35] ZUMSTEG Z, DEMARCO J, LEE SP, et al. Image guidance during head-and-neck cancer radiation therapy: analysis of alignment trends with in-room cone-beam computed tomography scans. Int J Radiat Oncol Biol Phys, 2012, 83 (2): 712-719.

3.3 靶区勾画及正常组织限量

3.3.1 靶区勾画及剂量

名称	勾画原则	PTV 边界及处方剂量
GTV		
GTVp	• 临床检查显示的鼻咽原发灶范围（包括咽后淋巴结） • 以 MRI 为主要评估方法，辅以 CT（颅底骨质破坏）、电子鼻咽镜或临床检查（鼻腔、口咽黏膜侵犯） • 诱导化疗后肿瘤范围：骨质、鼻窦旁等占位效应不显著的侵犯按照诱导化疗前的范围；鼻咽、鼻腔、肌肉、颞叶等受肿瘤占位效应显著的侵犯要跟随肿瘤缩小而退缩[1]	PTVp（GTVp+3mm）：6 996cGy/33F
GTVn	• 临床检查显示的颈部淋巴结范围 • 以 MRI 为主要评估方法，辅以增强 CT、超声、PET/CT 等 • 诱导化疗后淋巴结范围：不管有无结外侵犯，均按化疗后的范围勾画 GTVn[2]	PTVn（GTVn+5mm）：6 600~6 996cGy/33F
CTV（原发灶）		
CTVp1	• 原发灶的高危亚临床病灶区 • GTVp+5mm • 若接受诱导化疗，则化疗前侵犯的范围 / 边界应包括在 CTVp1 中 • 邻近重要放疗危及器官（OAR）时，距离可缩小至 1mm	PTVp1（CTVp1+3mm）：6 006cGy/33F

靶区勾画及剂量（续）

名称	勾画原则	PTV 边界及处方剂量
CTV2	• 原发灶的低危亚临床病灶区；向下与颈部淋巴引流区选择性预防照射区合并为一个靶区勾画 • CTVp1+5mm，包括全部鼻咽黏膜[3]、全部高危结构及中危的颅底神经孔道（卵圆孔、翼腭窝）[4-5] 1）高危结构包括咽旁间隙（腭帆张肌）、鼻腔后部（距离后鼻孔至少 5mm）、上颌窦后份（包括翼上颌裂和翼腭窝）、椎前肌、斜坡（$T_{1\sim2}$ 期包括斜坡前 1/3；$T_{3\sim4}$ 期有斜坡侵犯者包括整个斜坡）、后组筛窦（包括犁骨）、蝶窦（$T_{1\sim2}$ 期包括蝶窦下 1/2；$T_{3\sim4}$ 期有颅底侵犯者包括整个蝶窦）、海绵窦（$T_{1\sim2}$ 期省略海绵窦；$T_{3\sim4}$ 期包括同侧整个海绵窦）及孔道（蝶骨基底部、翼突、岩尖、破裂孔） 2）当高危或中危结构受侵犯时，包括邻近同侧“下一站”的中危或低危结构[4-5] 3）对于单侧肿瘤（肿瘤位于一侧，在 MRI 上不超过中线）：须包括对侧鼻咽黏膜，可考虑省略对侧咽旁间隙 • 邻近重要 OAR 时，距离可缩小至 1mm	PTV2（CTV2+3mm）：（5 412~5 610）cGy/33F

靶区勾画及剂量（续）

名称	勾画原则	PTV 边界及处方剂量
CTV2	• 常见路径及 CTV 设置[4-5] 1）咽旁间隙受侵时，包括卵圆孔和蝶骨大翼 2）鼻腔受侵时，包括翼腭窝和后组筛窦 3）椎前肌受侵时，包括口咽和舌下神经管 4）蝶骨基底部受侵时，包括卵圆孔、蝶骨大翼和蝶窦 5）翼突受侵时，包括蝶骨大翼、卵圆孔、翼腭窝和翼内肌 6）斜坡受侵时，包括蝶骨大翼、卵圆孔、海绵窦、蝶窦和舌下神经管 7）岩尖受侵时，包括蝶骨大翼、卵圆孔、海绵窦和舌下神经管 8）破裂孔受侵时，包括蝶骨大翼、卵圆孔和海绵窦 9）翼腭窝受侵时，包括颞下窝、眶下裂和上颌窦距离后壁至少 5mm 10）翼外肌受侵时，包括颞下窝	PTV2（CTV2+3mm）：（5 412~5 610）cGy/33F

靶区勾画及剂量（续）

名称	勾画原则	PTV 边界及处方剂量
CTV（颈部淋巴结）		
CTVn1	• 淋巴结的高危亚临床病灶区 • 合并包膜外侵者，由 GTVn 外扩 3~5mm；无包膜外侵者，可考虑省略 CTVn1 • 若接受诱导化疗，则化疗前侵犯的范围 / 边界应包括在 CTVn1 中	PTVn1（CTVn1+3mm）：6 006cGy/33F
CTV2	• GTVn+3mm（若有包膜外侵，先外扩 3~5mm 画 CTVn1，再外扩 3mm 画 CTV2）+ 颈部淋巴引流区的选择性预防照射区；向上与原发灶的低危亚临床病灶区合并为一个靶区勾画 • 淋巴引流区的选择性预防照射 1）N_0~N_1（仅咽后淋巴结转移）[6-7]：双侧咽后（Ⅶa 区）、Ⅱ~Ⅲ、Ⅴa 区 2）N_1（单侧颈部淋巴结转移）[6-7]：患侧，咽后（Ⅶa 区）、Ⅱ~Ⅲ、Ⅴa、Ⅳ、Ⅴb 区，并超出阳性淋巴结累及区域至少一个区；对侧，咽后（Ⅴa 区）Ⅱ~Ⅲ、Ⅴa 区 3）$N_{2\sim3}$：双侧咽后（Ⅶa 区）、Ⅱ~Ⅲ、Ⅴa、Ⅳ、Ⅴb 区，并超出阳性淋巴结累及区域至少一个区域 4）Ⅰb 区照射指征[8-10]：颌下腺受累，或疾病累及以Ⅰb 区为首站淋巴结引流区的解剖结构（口腔、鼻腔前半部分）；Ⅱ区淋巴结发生 3 级包膜外侵或最大径超过 5cm	PTV2（CTV2+3mm）：（5 412~5 610）cGy/33F

靶区勾画及剂量（续）

名称	勾画原则	PTV 边界及处方剂量
CTV2	5）对于无内侧组咽后淋巴结转移的患者，推荐豁免内侧组咽后淋巴结区照射，即 CTV1 按原则外扩所形成的 CTV2（包括一部分内侧组咽后淋巴结，但一般高于舌骨水平）不要求包括全部内侧组咽后淋巴结区直至舌骨体下缘[11] 6）对于腮腺淋巴结转移病理确诊阳性的患者，推荐 CTV2 包括整个同侧的腮腺区[12] • 颈部淋巴引流区边界勾画：主要参考 2013 版头颈部淋巴引流区勾画指南[13]，并基于鼻咽癌中大样本的横断面研究进行适合鼻咽癌的修订[14] 1）咽后（Ⅶa 区）的上界：由第一颈椎上缘扩展至颅底 2）Ⅴb 区的后内侧界：扩展至肩胛提肌前界并包括颈横血管 3）Ⅰb 区：避开颌下腺 4）Ⅱ区：去除胸锁乳突肌和头夹肌之间贴合十分紧密的部分间隙 5）Ⅳa 区的前界：由胸锁乳突肌前缘缩小至喉前带状肌的后缘 6）Ⅴc 区的前界：由皮肤缩小至肩胛舌骨肌	

【注释】

鼻咽癌GTV包括原发灶和颈部淋巴结，勾画主要依据体格检查、电子鼻咽镜和鼻咽、颈部的增强MRI检查。勾画原发灶GTV推荐MRI与计划CT融合，有条件的情况下，推荐使用MRI兼容的固定装置在治疗体位进行MRI扫描。PET/CT对于未达到MRI诊断标准的颈部转移淋巴结的诊断有一定指导意义[15]。鼻咽癌诱导化疗后GTV勾画目前尚无统一标准，基于已发表的研究，推荐勾画诱导化疗后的肿瘤体积。一项纳入233例患者的Ⅲ期、多中心、随机对照临床研究[16]和一项纳入112例患者的Ⅱ期单臂临床研究[17]均提示在接受诱导化疗的患者中，按诱导化疗后肿瘤体积勾画GTV，同时诱导前肿瘤区域至少接受中等剂量（60~64Gy）照射，不影响局部区域控制率和患者生存率；与采用诱导化疗前GTV治疗相比，患者生存质量（QoL）评分有显著改善[16]。纳入445例患者的Ⅲ期、多中心、随机对照临床研究（NCT04384627）报道，按诱导化疗后肿瘤体积勾画GTV与按诱导化疗前肿瘤体积勾画GTV的结果相似（3年无复发生存率：91.5% vs. 91.2%，P=0.99），但显著降低了3~4级辐射相关毒性，包括急性黏膜炎（19.8% vs. 34.1%）、中耳炎（9.5% vs. 20.9%）和口干（3.6% vs. 9.5%）；并明显改善患者的生活质量，包括整体健康状况、身体功能、情绪功能和认知功能等[18]。针对GTVp的照射剂量，有两项前瞻性临床研究（NCT04448522，NCT03668730）正在初步探索在诱导化疗后CR/PR且EBV DNA降低为无法检出的患者中将GTVp照射剂量降低至63.6Gy，甚至60Gy。

鼻咽癌IMRT靶区中原发灶的CTV范围主要基于鼻咽癌的局部进展规律[4-5]，可分为高、中、低风险区。我们以鼻咽癌原发灶进展规律为基础，结合国内多数单位的勾画经验作出推荐[19-21]。相比

发表于 *Radiother Oncol* 的国际专家共识[22]，我们推荐的 CTV 范围较小，剂量较低。2009 年 Lin 等[19]证实了缩小原发灶 CTV 的有效性和安全性。近期，该团队在缩小的 CTV 基础上，进一步通过前瞻性单臂临床研究（NCT04387266）探究不勾画 CTV1，仅勾画 CTV2 的有效性和安全性（CTV2 范围为 GTVp+8mm，包括全部鼻咽黏膜及相关结构，给予 54~56Gy 照射）。结果显示 4 年局部控制率为 96.6%，所有局部复发均为野内复发[23]。然而，进一步缩小原发灶 CTV 的有效性和安全性需要更大规模的临床实践证实。

颈部淋巴结的 CTV 范围主要基于淋巴结的转移规律：鼻咽癌颈部淋巴结常遵循从上到下同侧循序转移，跳跃转移少[24]。对于颈部淋巴结阴性的患者（包括 N_0 及仅咽后淋巴结转移的患者），预防照射范围为咽后、Ⅱ~Ⅲ、Ⅴa 区[24-27]；对于 N_1 患者，颈部淋巴结阴性侧预防照射范围为咽后、Ⅱ~Ⅲ、Ⅴa 区，阳性侧为咽后（Ⅶa 区）、Ⅱ~Ⅲ、Ⅴa、Ⅳ、Ⅴb 区，并超出阳性淋巴结累及区域至少一个区[28-29]。新近发表的纳入 446 例患者的Ⅲ期、多中心、随机对照临床研究证实颈淋巴结阴性侧上半颈部照射有效性和安全性[6-7]，结果显示上颈部照射与全颈部照射患者的 3 年无淋巴结复发率相当（97.7% vs. 96.3%，P=0.85），但上颈部照射组晚期毒性的发生率比全颈部照射组低，包括任何级别的甲状腺功能减退（30% vs. 39%）、皮肤毒性（30% vs. 25%）、吞咽困难（17% vs. 32%）、颈部组织损伤（23% vs. 40%）。该研究为 $N_{0\sim1}$ 期鼻咽癌的选择性颈部预防照射提供了高级别的证据。

Ⅰa 区一般不需要预防照射，Ⅰb 区的预防照射主要针对如下高危患者：颌下腺受累，或疾病累及以Ⅰb 区为首站淋巴结引流区的解剖结构（口腔、鼻腔前半部分），或Ⅱ区淋巴结发生 3 级包膜外侵或最大径超过 5cm[8-10]。纳入 568 例患者的前瞻性、随机、多中心的Ⅲ期临床试验比较了鼻咽癌内侧组咽后淋巴区豁免放疗与标准放疗（内、外侧组均接受放疗）的临床结果[11]：生存率方面，内侧组咽后淋巴结区豁免放疗组和标准放疗组的 3 年无局部复发生存率相当（95.3% vs. 95.5%，P<0.001），总生存率、无区域复发生存率及无远处转移率的差异均无统计学意义。不良反应方面，内侧组咽后淋巴结区豁免放疗组的放疗相关不良反应发生率更低，包括急性黏膜炎（67.7% vs. 79.8%）、急性吞咽困难（25.5% vs. 35.1%）、体重下降（46.8% vs. 7.8%）及晚期吞咽困难（24.0% vs. 34.3%）。因此，对于无内侧组咽后淋巴结转移的鼻咽癌患者推荐豁免内侧组咽后淋巴结区照射。腮腺淋巴结转移患者的预后与 N_3 期相似，且腮腺各分区均存在复发风险，因此对于腮腺淋巴结转移经病理确诊阳性的患者，推荐预防照射同侧整个腮腺[12]。鼻咽癌颈部淋巴引流区边界勾画主要参考 2013 版头颈部淋巴引流区勾画指南[13]，2018 年发表的一项研究提出了鼻咽癌特异性颈部淋巴引流区边界[14]，该研究共标记了 959 例鼻咽癌的 10 651 颗淋巴结。对比淋巴结分布及国际指南，证实 2013 版国际指南定义的头颈部淋巴引流区对于鼻咽癌是足够的，且大多数边界的定义适用于鼻咽癌。然而，对于Ⅴb 区，13.3%（11/83）的病例淋巴结中心点超出国际指南定义的Ⅴb 区的后内侧界；对于Ⅶa 区（咽后淋巴结引流区），1.5%（12/819）的病例淋巴结中心点超出了国际指南定义的Ⅶa 区上界（附图）。此外，Ⅰb、Ⅱ、Ⅳa 和Ⅴc 区的特定位置无淋巴结出现（附图）。因此，我们建议适当扩大Ⅴb 区和Ⅶa 区的边界，缩小Ⅰb、Ⅱ、Ⅳa 及Ⅴc 区的边界。

综上所述，鼻咽癌靶区结构较为复杂，基于深度学习算法的自动靶区勾画系统的建立有助于提高靶区勾画的准确率、一致性和医师的效率[30]。此外，人工智能自动勾画的发展还促进了鼻咽癌在线自适应放疗的临床应用探索。

对于Ⅶa 区（咽后外侧组），1.5%（12/819）的病例淋巴结中心点超出了国际指南定义的Ⅶa 区上界（第一颈椎上缘），因此建议将Ⅶa 区的上界由第一颈椎上缘扩展至颅底

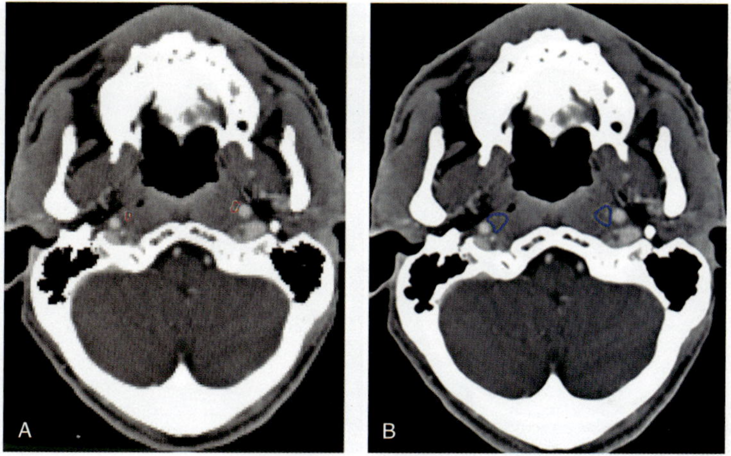

A. 淋巴结分布曲线；B. 向上扩展Ⅶa 区上界。

所有Ⅰb区淋巴结均分布于颌下腺外侧及前缘，无淋巴结出现在颌下腺内侧及腺体内。为减少放疗后口干，建议在勾画Ⅰb区时避开颌下腺

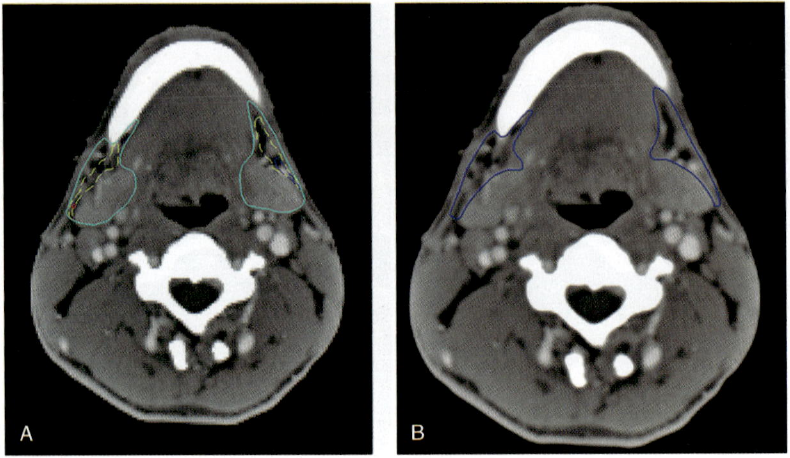

A. 淋巴结分布曲线对比国际指南定义的Ⅰb区范围；B. 修改后的Ⅰb区范围。

在第一颈椎和第二颈椎水平，胸锁乳突肌与头夹肌贴合紧密，研究证实这一间隙中无淋巴结出现，因此勾画Ⅱ区时可去除胸锁乳突肌和头夹肌之间贴合十分紧密的部分间隙

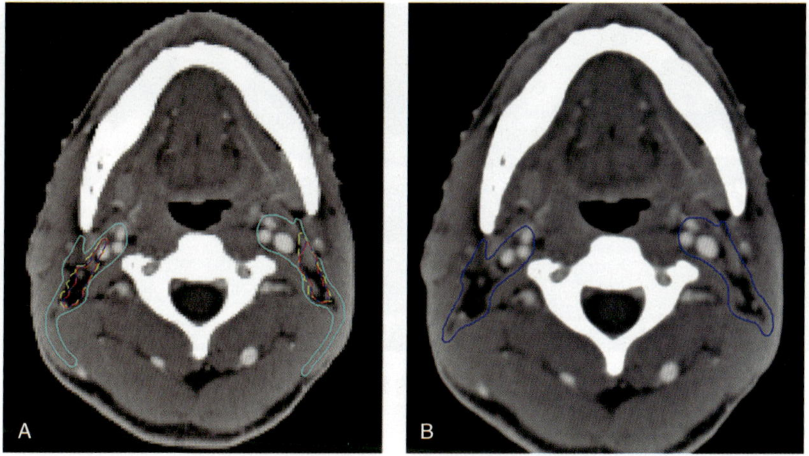

A. 淋巴结分布曲线和国际指南定义的Ⅱ区范围；B. 修改后的Ⅱ区范围。

研究证实在Ⅳ a 区胸锁乳突肌与喉前带状肌之间的间隙无淋巴结出现，因此建议将Ⅳ a 区的前界由胸锁乳突肌前缘缩小至喉前带状肌的后缘，减少甲状腺照射

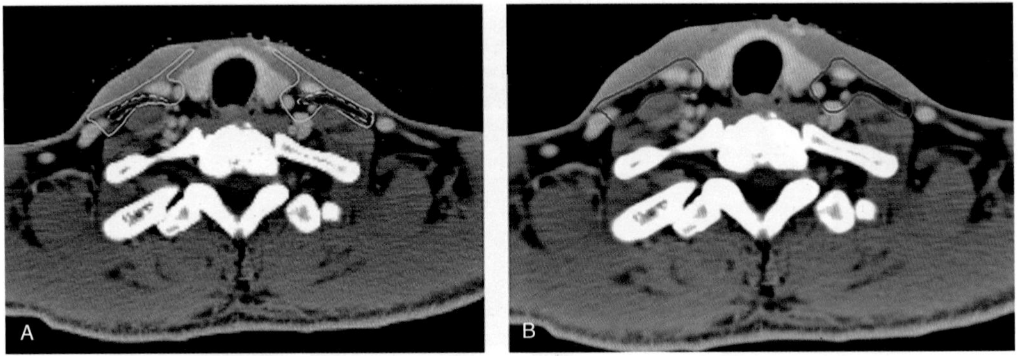

A. 淋巴结分布曲线和国际指南定义的Ⅱ区范围；B. 修改后的Ⅳa 区范围。

研究证实在出现Ⅴ b 区淋巴结的病例中 13.3% 的病例其淋巴结中心点超出了引流区的后内侧界，分布于肩胛提肌浅层的颈横血管周围，因此建议将Ⅴ b 区的后内侧界扩展至肩胛提肌前缘并包括颈横血管

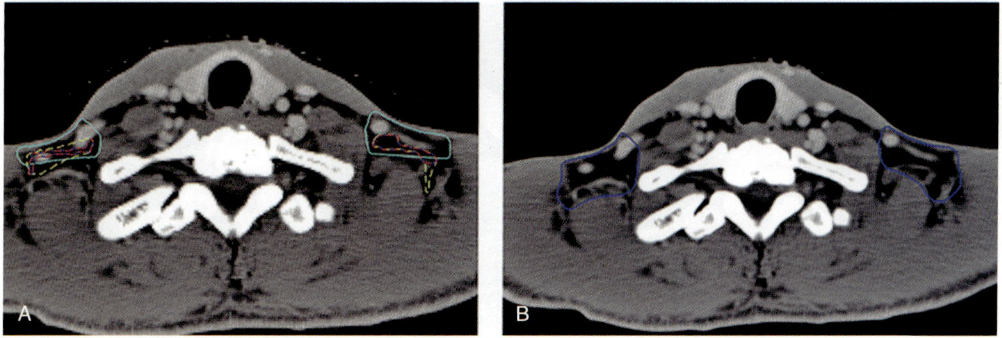

A. 淋巴结分布曲线和国际指南定义的Ⅱ区范围；B. 修改后的Ⅴ b 区范围。

由于在皮肤和肩胛舌骨肌之间的间隙无淋巴结出现，建议将Ⅴc区的前界由皮肤缩小至肩胛舌骨肌，以降低颈肩交界处皮肤剂量

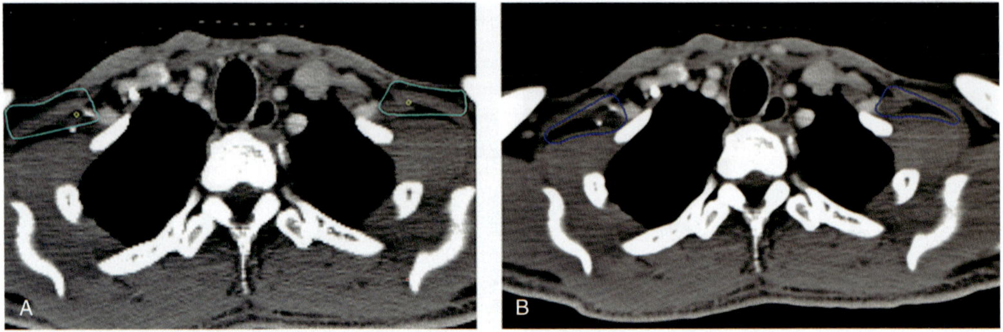

A. 淋巴结分布曲线和国际指南定义的Ⅱ区范围；B. 修改后的Ⅴc区范围。

3.3.2 正常组织勾画及剂量限制

结构（TPS 标准命名）	勾画原则	剂量限制
脑干（brain stem）	与周围组织的边界清晰，上界为视束，勾画至小脑消失	PRV $D_{0.03cc}\leqslant$ 54Gy，最大接受标准（maximum acceptance criteria，MAC）$\leqslant$ 60Gy
脊髓（spinal cord）	勾画真实脊髓，从小脑消失开始，勾画至 CTV2 下界下 2cm	PRV $D_{0.03cc}\leqslant$ 45Gy，MAC $\leqslant$ 50Gy
颞叶（temporal lobe）	从大脑外侧裂上界至中颅窝底，后界为颞骨岩部 / 小脑幕 / 枕前切迹，内侧界为海绵窦 / 蝶窦 / 蝶鞍 / 大脑外侧裂，需包括海马、海马旁回和钩，不包括基底核和岛叶	T_1~T_2：PRV $D_{0.03cc}\leqslant$ 65Gy T_3~T_4：PRV $D_{0.03cc}\leqslant$ 70Gy （MAC $\leqslant$ 72Gy）
视神经（optic nerve）	包括眶内段和视神经管内段	PRV $D_{0.03cc}\leqslant$ 54Gy，MAC $\leqslant$ 60Gy

正常组织勾画及剂量限制（续）

结构（TPS 标准命名）	勾画原则	剂量限制
视交叉（chiasm）	位于垂体上方，大脑中动脉内侧，呈十字交叉，在以 3mm 为层厚的 CT 扫描上可见于 1~2 层	PRV $D_{0.03cc}$ ≤ 54Gy，MAC ≤ 60Gy
垂体（pituitary）	位于垂体蝶鞍内确保勾画完全，在以 3mm 为层厚的 CT 扫描上可见于 1~2 层	PRV $D_{0.03cc}$ ≤ 60Gy，MAC ≤ 65Gy
眼球（eye）	确保视网膜被完全勾画	D_{mean} ≤ 35Gy，或 $D_{0.03cc}$ 的 MAC ≤ 54Gy
晶体（lens）	晶体和周围玻璃体的边界清晰	$D_{0.03cc}$ ≤ 6Gy，MAC ≤ 15Gy
内耳（inner ear）	耳蜗（cochlea）和内听道（IAC）分开勾画	D_{mean} ≤ 45Gy，MAC ≤ 55Gy

正常组织勾画及剂量限制（续）

结构（TPS 标准命名）	勾画原则	剂量限制
中耳（middle ear）	鼓室（tympanic cavity）和咽鼓管骨部（ET bone）分开勾画	鼓室 $D_{mean} \leqslant 34Gy$ 骨性咽鼓管 $D_{mean} \leqslant 54Gy$
腮腺（parotid）	确保勾画全部腮腺组织，包括腮腺深叶、浅叶和副腮腺	$D_{mean} \leqslant 26Gy$，或 至少一侧腮腺 $V_{30Gy} \leqslant 50\%$
颌下腺（submandibular）	颌下腺与周围组织的边界清晰	$D_{mean} \leqslant 35Gy$
口腔（oral cavity）	包括舌、牙龈、唇黏膜、颊黏膜和口底	$D_{mean} \leqslant 40Gy$，$MAC \leqslant 50Gy$
颞颌关节（TM joint）	包括关节头和关节窝，从关节腔消失开始，勾画至下颌颈呈 C 形弯曲的上一层面	$D_{2\%} \leqslant 70Gy$，$MAC \leqslant 75Gy$

正常组织勾画及剂量限制（续）

结构（TPS 标准命名）	勾画原则	剂量限制
下颌骨（mandible）	下颌骨应该作为一个 OAR，不应分为左右	$D_{2\%} \leqslant 70Gy$，$MAC \leqslant 75Gy$
甲状腺（thyroid）	甲状腺与周围组织的边界清晰	$V_{50Gy} \leqslant 60\%$，或 V_{60Gy} 的 $MAC \leqslant 10cm^2$
咽缩肌（pharyngeal const）	上、中、下咽缩肌分开勾画，由翼板下缘勾画至环状软骨下缘，上/中分界为舌骨上缘，中/下分界为舌骨下缘	$D_{mean} \leqslant 45Gy$， $MAC \leqslant 55Gy$
喉（larynx）	声门上喉（larynx-supraglottic）和声门喉（larynx-glottic）分开勾画	$D_{mean} \leqslant 35Gy$，或 $D_{2\%} \leqslant 50Gy$
臂丛（brachial plexus）	影像上不易辨认，根据解剖走行勾画，由颈 5/6、6/7，颈 7/胸 1，胸 1/2 椎间孔发出，经斜角肌间隙走出，行于锁骨下动脉后上方	PRV $D_{0.03cc} \leqslant 66Gy$， $MAC \leqslant 70Gy$

【注释】

鼻咽癌重要危及器官（OAR）的范围和剂量限制要求尚无完全统一的标准参考，因此以发表于 *Radiother Oncol* 和 *Int J Radiat Oncol Biol Phys* 的两篇国际专家共识作为参考[31-32]。为提高数据标准化程度，OAR 的命名推荐采用“驼峰体”的标准命名，双侧器官命名时采用下划线后加“L”或“R”区分左右侧[33]。中耳、内耳和颞下颌关节使用骨窗进行勾画[（1 400~1 600）/（400~600）Hu 或（3 000~4 500）/（600~800）Hu]，脑干、颞叶使用脑窗进行勾画[（80~100）/（5~50）Hu]，颞叶的外侧界及其他器官使用软组织窗进行勾画[（300~400）/（20~120）Hu]。勾画原则的推荐主要基于 OAR 的解剖定义。神经组织均推荐评价 OAR 外扩 3mm 的 PRV 剂量。除中耳外[34]，其余危及器官剂量限制均基于国际专家共识。虽然靶区和 OAR 的勾画有国际专家共识可供参考，但是不同医生之间仍存在显著差异，勾画差异对多中心临床研究的影响应引起重视[35]。为提高勾画效率和一致性，推荐采用基于图谱的自动分割（ABAS）或基于人工智能的自动分割辅助 OAR 勾画。ABAS 被证实有助于提高多中心医生勾画一致性和 OAR 剂量一致性[36]；基于人工智能的自动分割显示更高的勾画准确率[37-38]，并且在应用于计划优化时取得不错的结果[39]。

参考文献

[1] TANG LL, HUANG CL, LIN SJ, et al. Primary target volume delineation for radiotherapy in nasopharyngeal carcinoma: guideline and contouring atlas. Lancet Oncol, 2025.

[2] TANG LL, HUANG CL, LIN SJ, et al. Target volume delineation of the neck for radiotherapy in nasopharyngeal

carcinoma: guideline and contouring atlas. Lancet Oncol, 2025.

[3] SHAM JS, WEI WI, KWAN WH, et al. Fiberoptic endoscopic examination and biopsy in determining the extent of nasopharyngeal carcinoma. Cancer, 1989, 64 (9): 1838-1842.

[4] LIANG SB, SUN Y, LIU LZ, et al. Extension of local disease in nasopharyngeal carcinoma detected by magnetic resonance imaging: improvement of clinical target volume delineation. Int J Radiat Oncol Biol Phys, 2009, 75 (3): 742-750.

[5] LI WF, SUN Y, CHEN M, et al. Locoregional extension patterns of nasopharyngeal carcinoma and suggestions for clinical target volume delineation. Chin J Cancer, 2012, 31 (12): 579-587.

[6] TANG LL, HUANG CL, ZHANG N, et al. Elective upper-neck versus whole-neck irradiation of the uninvolved neck in patients with nasopharyngeal carcinoma: an open-label, non-inferiority, multicentre, randomised phase 3 trial. Lancet Oncol, 2022, 23 (4): 479-490.

[7] HUANG CL, ZHANG N, JIANG W, et al. Reduced-volume irradiation of uninvolved neck in patients with nasopharyngeal cancer: updated results from an open-label, noninferiority, multicenter, randomized phase Ⅲ trial. J Clin Oncol, 2024, 42 (17): 2021-2025.

[8] ZHANG F, CHENG YK, LI WF, et al. Investigation of the feasibility of elective irradiation to neck level Ⅰb using intensity-modulated radiotherapy for patients with nasopharyngeal carcinoma: a retrospective analysis. BMC Cancer, 2015, 15: 709.

[9] CHEN J, OU D, HE X, et al. Sparing level Ⅰb lymph nodes by intensity-modulated radiotherapy in the treatment of nasopharyngeal carcinoma. Int J Clin Oncol, 2014, 19 (6): 998-1004.

[10] GUO Q, HUANG J, XIAO N, et al. Long-term outcome in cervical lymph node-positive nasopharyngeal carcinoma following intensity modulated radiation therapy with one-step cervical nodal clinical target volume delineation by geometric-anatomic expansion from nodal gross target volume: a double-center experience. Int J Radiat Oncol Biol

Phys, 2025, 122 (1): 117-125.
[11] MAO YP, WANG SX, GAO TS, et al. Medial retropharyngeal nodal region sparing radiotherapy versus standard radiotherapy in patients with nasopharyngeal carcinoma: open label, non-inferiority, multicentre, randomised, phase 3 trial. BMJ, 2023, 380: e072133.
[12] LIN C, LU N, LIANG JL, et al. Clinical treatment considerations in the intensity-modulated radiotherapy era for parotid lymph node metastasis in patients with nasopharyngeal carcinoma. Radiother Oncol, 2023, 186: 109802.
[13] GRÉGOIRE V, ANG K, BUDACH W, et al. Delineation of the neck node levels for head and neck tumors: a 2013 update: DAHANCA, EORTC, HKNPCSG, NCIC CTG, NCRI, RTOG, TROG consensus guidelines. Radiother Oncol, 2014, 110 (1): 172-181.
[14] LIN L, LU Y, WANG XJ, et al. Delineation of neck clinical target volume specific to nasopharyngeal carcinoma based on lymph node distribution and the international consensus guidelines. Int J Radiat Oncol Biol Phys, 2018, 100 (4): 891-902.
[15] SHEN G, XIAO W, HAN F, et al. Advantage of PET/CT in target delineation of MRI-negative cervical lymph nodes in intensity-modulated radiation therapy planning for nasopharyngeal carcinoma. J Cancer, 2017, 8 (19): 4117-4123.
[16] YANG H, CHEN X, LIN S, et al. Treatment outcomes after reduction of the target volume of intensity-modulated radiotherapy following induction chemotherapy in patients with locoregionally advanced nasopharyngeal carcinoma: a prospective, multi-center, randomized clinical trial. Radiother Oncol, 2018, 126 (1): 37-42.
[17] ZHAO C, MIAO JJ, HUA YJ, et al. Locoregional control and mild late toxicity after reducing target volumes and radiation doses in patients with locoregionally advanced nasopharyngeal carcinoma treated with induction chemotherapy (IC) followed by concurrent chemoradiotherapy: 10-year results of a phase 2 study. Int J Radiat Oncol Biol Phys, 2019, 104 (4): 836-844.
[18] TANG LL, CHEN L, XU GQ, et al. Reduced-volume radiotherapy versus conventional-volume radiotherapy after

induction chemotherapy in nasopharyngeal carcinoma: an open-label, noninferiority, multicenter, randomized phase 3 trial. CA Cancer J Clin, 2025, 75 (3): 203-215.

[19] LIN S, PAN J, HAN L, et al. Nasopharyngeal carcinoma treated with reduced-volume intensity-modulated radiation therapy: report on the 3-year outcome of a prospective series. Int J Radiat Oncol Biol Phys, 2009, 75 (4): 1071-1078.

[20] SUN X, SU S, CHEN C, et al. Long-term outcomes of intensity-modulated radiotherapy for 868 patients with nasopharyngeal carcinoma: an analysis of survival and treatment toxicities. Radiother Oncol, 2014, 110 (3): 398-403.

[21] 中国鼻咽癌临床分期工作委员会. 2010鼻咽癌调强放疗靶区及剂量设计指引专家共识. 中华放射肿瘤学杂志, 2011, 20 (4): 267-269.

[22] LEE AW, NG WT, PAN JJ, et al. International guideline for the delineation of the clinical target volumes (CTV) for nasopharyngeal carcinoma. Radiother Oncol, 2018, 126 (1): 25-36.

[23] GUO Q, ZHENG Y, LIN J, et al. Modified reduced-volume intensity-modulated radiation therapy in non-metastatic nasopharyngeal carcinoma: a prospective observation series. Radiother Oncol, 2021, 156: 251-257.

[24] TANG L, MAO Y, LIU L, et al. The volume to be irradiated during selective neck irradiation in nasopharyngeal carcinoma: analysis of the spread patterns in lymph nodes by magnetic resonance imaging. Cancer, 2009, 115 (3): 680-688.

[25] CHEN M, TANG LL, SUN Y, et al. Treatment outcomes and feasibility of partial neck irradiation for patients with nasopharyngeal carcinoma with only retropharyngeal lymph node metastasis after intensity-modulated radiotherapy. Head Neck, 2014, 36 (4): 468-473.

[26] GAO Y, ZHU G, LU J, et al. Is elective irradiation to the lower neck necessary for N_0 nasopharyngeal carcinoma ?. Int J Radiat Oncol Biol Phys, 2010, 77 (5): 1397-1402.

[27] LI JG, YUAN X, ZHANG LL, et al. A randomized clinical trial comparing prophylactic upper versus whole-neck

irradiation in the treatment of patients with node-negative nasopharyngeal carcinoma. Cancer, 2013, 119 (17): 3170-3176.

[28] HUANG CL, XU C, ZHANG Y, et al. Feasibility of ipsilateral lower neck sparing irradiation for unilateral or bilateral neck node-negative nasopharyngeal carcinoma: systemic review and meta-analysis of 2 521 patients. Radiat Oncol, 2018, 13 (1): 141.

[29] TANG LL, TANG XR, LI WF, et al. The feasibility of contralateral lower neck sparing intensity modulation radiated therapy for nasopharyngeal carcinoma patients with unilateral cervical lymph node involvement. Oral Oncol, 2017, 69: 68-73.

[30] LIN L, DOU Q, JIN YM, et al. Deep learning for automated contouring of primary tumor volumes by MRI for nasopharyngeal carcinoma. Radiology, 2019, 291 (3): 677-686.

[31] LEE AW, NG WT, PAN JJ, et al. International guideline on dose prioritization and acceptance criteria in radiation therapy planning for nasopharyngeal carcinoma. Int J Radiat Oncol Biol Phys, 2019, 105 (3): 567-580.

[32] SUN Y, YU XL, LUO W, et al. Recommendation for a contouring method and atlas of organs at risk in nasopharyngeal carcinoma patients receiving intensity-modulated radiotherapy. Radiother Oncol, 2014, 110 (3): 390-397.

[33] SANTANAM L, HURKMANS C, MUTIC S, et al. Standardizing naming conventions in radiation oncology. Int J Radiat Oncol Biol Phys, 2012, 83 (4): 1344-1349.

[34] WANG SZ, LI J, MIYAMOTO CT, et al. A study of middle ear function in the treatment of nasopharyngeal carcinoma with IMRT technique. Radiother Oncol, 2009, 93 (3): 530-533.

[35] PENG YL, CHEN L, SHEN GZ, et al. Interobserver variations in the delineation of target volumes and organs at risk and their impact on dose distribution in intensity-modulated radiation therapy for nasopharyngeal carcinoma. Oral Oncol, 2018, 82: 1-7.

[36] TAO CJ, YI JL, CHEN NY, et al. Multi-subject atlas-based auto-segmentation reduces interobserver variation and improves dosimetric parameter consistency for organs at risk in nasopharyngeal carcinoma: a multi-institution clinical study. Radiother Oncol, 2015, 115 (3): 407-411.

[37] BRUNENBERG E, STEINSEIFER IK, VAN DEN BOSCH S, et al. External validation of deep learning-based contouring of head and neck organs at risk. Phys Imaging Radiat Oncol, 2020, 15: 8-15.

[38] VAN DIJK LV, VAN DEN BOSCH L, ALJABAR P, et al. Improving automatic delineation for head and neck organs at risk by deep learning contouring. Radiother Oncol, 2020, 142: 115-123.

[39] VAN ROOIJ W, DAHELE M, RIBEIRO BRANDAO H, et al. Deep learning-based delineation of head and neck organs at risk: geometric and dosimetric evaluation. Int J Radiat Oncol Biol Phys, 2019, 104 (3): 677-684.

4 鼻咽癌放疗相关不良反应的处理与营养支持

4.1 鼻咽癌的急性放疗不良反应

鼻咽癌患者在放疗过程中较常见的急性不良反应包括皮肤反应和口腔黏膜反应。

（1）放射性皮肤反应。90% 鼻咽癌患者在放疗过程中发生放射性皮炎，主要表现为照射部位皮肤出现色素沉着、脱皮、皮肤瘙痒、红斑、溃疡等。常用的预防和处理措施：①放疗期间，患者应保持局部皮肤清洁、干燥，避免使用温度过高的水、乙醇、碘酒、胶布等刺激照射野皮肤，避免对皮肤的摩擦，穿领口宽松衣物，使用温和的清洁用品，避免阳光直晒；②照射野有脱皮时，切勿用手撕剥，应让其自行脱落；③Ⅰ级皮炎可使用中低效外用激素控制瘙痒感；④可使用表皮细胞生长因子、磺胺嘧啶银乳膏等预防和治疗Ⅱ~Ⅲ级皮炎，也可考虑使用吸水性敷料、水胶体敷料等治疗，至少每周评估 1 次，若合并感染需要及时合理使用抗生素；⑤Ⅳ级皮炎须由放疗科、皮肤科等多学科团队治疗，包括清创、皮片或皮瓣移植等[1-3]。

（2）放射性口腔黏膜反应。80%~90% 鼻咽癌患者在放疗过程中发生放射性口腔黏膜炎，主要表现为口腔黏膜充血、糜烂、溃疡、假膜等，导致疼痛和进食困难，其发生率和严重程度随着照射累积剂量不断增加。在免疫治疗时代，一项研究提示程序性死亡受体 1（programmed death-1，PD-1）单抗增加了以下鼻咽癌患者发生严重放射性口腔黏膜的风险：①年龄 <45 岁；②诱导化疗期间接受了多西他赛 + 顺铂 ± 氟尿嘧啶类药物方案；③放疗前中性粒细胞 - 淋巴细胞比值（NLR）$\geqslant 2.5$。该研究建议对具有上述风险因素的患者加强临床监测与早期干预[4]。放射性口腔黏膜常用的预防和处理措施：①低能量激光治疗。②可使用生长因子和细胞因子，如重组人表皮生长因子外用溶液、复方维生素 B_{12} 溶液等；可使用碳酸氢钠溶液含漱预防真菌感染，也可使用成品中药复方制剂如康复新液、双

花百合片、口炎清颗粒等。③保持口腔清洁，早晚使用软毛牙刷及含氟牙膏刷牙，饭后及睡前多含漱。④积极营养支持，以易消化的流质及半流质高蛋白质饮食或口服营养补充剂为主。⑤若疼痛较严重，可根据疼痛等级相应采用非甾体抗炎药、弱阿片类药物、强阿片类药物等对症处理。溃疡严重或感染时，可使用抗生素；若真菌感染严重，可使用氟康唑（大扶康）、咪康唑口腔贴片等抗真菌药物。建议采用咽拭子培养和细菌药敏试验明确感染菌[5-7]。⑥沙利度胺、唾液链球菌 K12（SsK12）益生菌、乌司他丁等也可显著降低放射性口腔黏膜炎的发生率及严重程度[8-10]。⑦对于接受诱导化疗的局部晚期患者，根据诱导化疗后的 MRI 勾画 GTVnx 和 GTVnd，可将 3~4 级放射性口腔黏膜炎发生率从 34% 显著降至 20%，且不影响 3 年无局部复发生存率[11]。

4.2 鼻咽癌的晚期放疗不良反应

鼻咽癌患者放疗结束半年后较常见的晚期不良反应包括甲状腺功能减退和放射性脑损伤。

（1）甲状腺功能减退。23%~39% 鼻咽癌患者在放疗后出现甲状腺功能减退，主要表现为表情淡漠、眼睑水肿、眉毛外 1/3 稀疏脱落、唇厚舌大、怕冷、嗜睡、皮肤干燥等。常用的预防和处理措施：①限制甲状腺照射剂量，如 $D_{mean} \leqslant 45Gy$、$V_{40} \leqslant 85\%$、$V_{50} \leqslant 24\%$ 等，对于 $N_{0\sim1}M_0$ 期患者，N_0 侧颈部仅预防照射Ⅱ~Ⅲ区可显著降低甲状腺功能减退发生率，且不增加颈淋巴结复发率[12]；②对亚临床 HT［促甲状腺激素（TSH）>4.5mIU/L 且游离甲状腺素（FT_4）正常］患者，早期启动甲状腺激素替代治疗可改善生活质量并降低心血管事件风险，建议每 3~6 周重新评估，根据 TSH 调整剂量直至恢复正常，确定适当的维持剂量后，至少每年复查甲状腺功能[13]。

（2）放射性脑损伤。2%~10% 鼻咽癌患者在放疗后出现放射性脑损伤。早期通常无症状，MRI

表现为照射野区损伤组织的肿胀，脑白质内“指状”分布的水肿，T_1 加权像（T_1WI）呈低信号，T_2 加权像（T_2WI）呈高信号。严重者可表现为头晕、头痛、嗜睡、运动感觉障碍、认知功能障碍、精神状态改变、认知功能障碍和颞叶癫痫等皮质功能障碍，以及垂体功能减退、颅内高压症状等。常用的预防和处理措施：①使用精确放疗技术减少颞叶高剂量照射范围，建议对 $T_{1\sim2}$ 和 $T_{3\sim4}$ 期鼻咽癌患者分别使用 $D_{0.03cc}\leqslant$ 65Gy 和 $\leqslant$ 70~72Gy 的剂量限制[14]，若与靶区目标剂量冲突时，须根据患者实际情况谨慎平衡 PTV 覆盖范围和颞叶剂量耐受性之间的优先级；②糖皮质激素冲击治疗；③贝伐珠单抗，但注意不适用于存在出血或囊性变的病灶；④脑保护治疗药物或自由基清除剂，如胞二磷胆碱、神经节苷脂、鼠神经生长因子、艾地苯醌、依达拉奉等；⑤对症支持治疗，如抗癫痫治疗、普瑞巴林缓解头痛；⑥积极内科治疗无效者可考虑手术切除脑损伤病灶[15]。

结合临床因素、影像组学、剂量学和生物标志物的综合预测和监测模型，有望成为防治放射性甲状腺功能减退和脑损伤临床决策的关键工具。

4.3 鼻咽癌的营养管理

10%~40% 的鼻咽癌患者在治疗前就存在营养不良，而口腔黏膜炎、胃肠道反应、口干、味觉改变等放化疗相关不良反应导致进食困难、摄入减少，55%~90% 患者在治疗期间出现明显的体重下降[16-17]。放疗不良反应导致患者放射性口腔黏膜炎等放疗急性不良反应发生率及严重程度增加，导致摄入、吸收功能障碍，造成或加重营养不良，同时导致机体氮大量丢失，修复所需营养物质增加，综合耐受能力下降[17]。IMRT 等精确放疗技术可以在一定程度上降低口干、咽痛、张口困难等放疗不良反应，但仍有 86% 患者出现体重下降，且由于化疗增加了患者的胃肠道等不良反应，导致营养状态进一步变差[19]。营养不良会导致放疗中断、摆位误差增大、放射敏感性降低等负面影响，与放射性损伤形成恶性循环，严重影响患者的预后和生存质量。

一系列与营养相关的指标被证实和鼻咽癌预后明显相关，包括体重指数（BMI）、体重下降幅度、上臂肌肉周径、总淋巴细胞计数、红细胞计数、血红蛋白、血清白蛋白、血清前白蛋白和转铁蛋白等。无论是放疗前还是放疗期间的营养不良，都会降低患者5年总生存率或无进展生存率[18-20]。目前常用的营养筛查工具包括营养风险筛查2002（Nutritional Risk Screening 2002，NRS 2002）、营养不良通用筛查工具（Malnutrition Universal Screening Tools，MUST）、营养不良筛查工具（Malnutrition Screening Tools，MST）。目前应用最广泛的恶性肿瘤营养风险筛查工具为NRS 2002。放疗期间出现高营养风险，也就是NRS 2002评分>3分的鼻咽癌患者，5年总生存率、无病生存率、无远处转移生存率和局部控制率都明显较差（$P<0.001$）[20]。一项小样本前瞻性临床研究发现，早期干预组（在放疗一开始就进行营养支持）的急性黏膜炎和营养指标恶化的发生率都明显低于晚期干预组（出现体重下降>10%等不良反应后再营养干预）（$P<0.05$）[21]。因此，对鼻咽癌放疗患者进行早期、规范、有效、全程的营养监测和及时治疗，即全程规范化的营养管理，具有重要的意义，有助于保持患者体重，降低放疗不良反应的发生，提高放疗的完成率和治疗效果。

所有鼻咽癌放疗患者都需要进行围放疗期的全程规范化营养管理。根据《放疗患者营养治疗专家共识》和《肿瘤放疗患者口服营养补充专家共识（2017）》，围放疗期（至少为患者放疗开始前2周至放疗结束后3个月）是指从决定患者需要放疗开始至与此次放疗有关的治疗结束的全过程，包括放疗前、放疗中和放疗后三个阶段[22-23]。营养管理流程包括营养风险筛查、营养评估和营养干预。应为放疗期间出现不良反应、无法正常进食或进食量明显减少的患者制订个体化的营养支持计划，及时给予营养咨询及指导，保证充足的营养摄入，以避免营养状态恶化和放疗被迫中断。

（1）营养风险筛查：目前尚无专门针对肿瘤放疗患者的营养风险筛查和营养评估工具，《恶性肿瘤放疗患者营养治疗专家共识》[24]和《肿瘤放疗患者口服营养补充专家共识（2017）》[23]均推荐使用 NRS 2002 量表进行营养风险筛查，这是目前循证医学证据最充分的营养风险筛查工具，应用相对简单易行。鼻咽癌患者一经确诊，应进行营养风险筛查，尽早识别营养风险，确定是否需要营养干预。

（2）营养评估：存在营养风险者，需要进一步使用患者主观整体评估的 PG-SGA 量表进行营养评估。PG-SGA 量表是一种有效的肿瘤患者特异性营养状况评估工具，被美国营养师协会推荐作为肿瘤患者营养筛选的首选方法。放疗过程中每周都需要对患者进行营养风险筛查和营养评估。

（3）营养干预：根据 PG-SGA 量表的评估结果决定是否给予营养支持治疗，对于重度营养不良者须先进行 1~2 周的营养干预，再开始抗肿瘤治疗。国内外营养指南及放疗患者营养治疗专家共识均表明，放疗患者营养不良的规范治疗应遵循五阶梯治疗原则：先选择营养教育和膳食指导，然后依次升级选择口服营养补充（ONS）、完全肠内营养、部分肠外营养、全肠外营养[22-26]。当下一阶梯不能满足 60% 目标能量需求 3~5 天时，应该选择上一阶梯。①肠内营养。按照途径可分为 ONS 和管饲，两者在维持患者体重方面没有明显差异。推荐 ONS 作为放疗患者首选营养治疗方式，不推荐常规应用管饲[25]。ONS 可有效减轻患者体重丢失、改善患者营养状况和提高整体生活质量[27]。对于因放疗引起重度黏膜炎伴吞咽困难的患者，建议早期行管饲营养支持[23, 28]。管饲的途径主要包括经鼻胃 / 肠管（NGT/NIT）和经皮内镜下胃造瘘（PEG）等。NGT 较 PEG 对吞咽功能影响小、置管的费用更少，但使用时间较短，通常不超过 1 个月，且可能对患者的外观、家庭生活和社交活动造成一定的负面影响，因此患者的依从性更差。PEG 较 NGT 使用时间更长，可以从数月至数年，移位风险低，患者的生活质量可能更好，但置管费用更高。此外，PEG有发生造瘘口疼痛、感染、造瘘口周围皮肤损伤的风险，还可能延迟患者放疗后恢复正常饮食的时间。NGT和PEG在治疗6周内均能有效维持体重及BMI，在长期维持体重方面，PEG优于NGT，但吞咽困难发生率更高，可根据患者具体情况个体化选择管饲方式[29-30]。治疗前或治疗期间应定期评估患者吞咽功能，鼓励和教育患者进行吞咽功能锻炼，经口进食少量ONS制剂以防形成管饲依赖，同时当吞咽功能恢复时应尽快撤除管饲并恢复经口进食。②肠外营养。肠外营养制剂属于静脉用药，涉及处方组分多样、配比复杂等问题，不同医生对适应证的把握、处方组分、输注方式的选择等方面存在差异，可能导致肠外营养相关用药的安全性问题，因此须严格遵循肠外营养的适应证和禁忌证。目前国外指南及《肠外营养安全性管理中国专家共识》均提出肠外营养的适应证为不能通过肠内途径提供营养者，以及肠内营养无法满足能量与蛋白质目标需要量者[31]。

在制订营养干预方案时须结合患者的代谢特点选择最佳的营养配方，以满足营养需求。肿瘤患者的代谢特点主要表现为能量消耗过大、蛋白质分解代谢增加，糖代谢异常包括糖耐量异常、胰岛素敏感性下降、糖氧化反应减少，这些代谢异常是导致恶病质的直接原因[32-33]。①能量：不同患者的静息能量消耗（REE）不同，准确的能量需求依赖REE计算，推荐采用20~25kcal/（kg·d）计算非蛋白质热量（肠外营养），25~30kcal/（kg·d）计算总热量（肠内营养）[22，25-26，32，34-35]。同时兼顾患者的应激系数、年龄系数及活动系数。放疗中的鼻咽癌患者由于口腔/咽喉部急性放射性黏膜反应，常处于饥饿状态，此时机体能量消耗下降40%，因此在补充能量时，须结合其他影响能量代谢的因素，进行个体化的营养支持治疗。②蛋白质：肿瘤患者由于代谢紊乱，存在糖异生，疾病本身也可导致蛋白质分解代谢增加，需提高蛋白质的摄入，欧洲临床营养和代谢学会（ESPEN）《癌症临床应用指南》

2021 版及《中国临床肿瘤学会（CSCO）恶性肿瘤营养治疗指南 2021》均推荐蛋白质摄入量应超过 1g/（kg · d），如果可能，建议应增至 1.5~2.0g/（kg · d）。如果患者合并肾功能损害，蛋白质的摄入量不应超过 1g/（kg · d）。③脂肪：推荐脂肪摄入量一般不超过总能量的 30%。鉴于脂肪对心脏和胆固醇水平的影响，宜选择单不饱和脂肪酸和多不饱和脂肪酸，减少饱和脂肪酸和反式脂肪酸的摄入。ω-3 多不饱和脂肪酸（n-3 脂肪酸）经酶作用后可调节人体免疫系统。多中心随机对照临床研究表明，放疗和化疗期间在肠内营养基础上加入 n-3 脂肪酸，可改善患者的营养状况和功能状态，有利于保持和增加体重，提高生活质量[36]。此外，n-3 脂肪酸有助于降低肿瘤患者全身炎症反应。因此，推荐放疗期间给予 n-3 脂肪酸[25-26，33，35]。④碳水化合物：由于肿瘤细胞存在瓦尔堡效应（Warburg effect），即使在有氧情况下也不利用线粒体氧化磷酸化产能，转而利用有氧糖酵解，葡萄糖中的许多能量被浪费，导致患者出现体重下降。因此，在制订营养计划时，须根据肿瘤患者的代谢特性，减少葡萄糖供给、抑制糖酵解，指导患者避免高碳水饮食的摄入，以减弱瓦尔堡效应的危害[37-38]。⑤维生素和矿物质：如无明确的微量元素缺乏，不推荐大剂量使用微量营养素。全肠外营养超过 1 周时，应及时补充机体每日必需的维生素和微量元素。营养支持治疗易引起血清中微量元素水平出现波动，应加强监测，及时处理。⑥免疫营养配方：免疫营养可增强免疫应答、调节炎症反应[39]，显著改善放射性口腔黏膜炎严重程度和体重减轻率[40]。多中心双盲Ⅲ期临床研究显示，与接受等热量等氮量配方的对照组相比，头颈肿瘤放化疗患者使用含 *L*- 精氨酸和 n-3 脂肪酸和核糖核酸的免疫营养配方，3 年 OS 率和 PFS 率显著改善（OS 率：81% vs. 61%，P=0.034，PFS 率：73% vs. 50%，P=0.012）[41]。

参考文献

[1] FINKELSTEIN S, KANEE L, BEHROOZIAN T, et al. Comparison of clinical practice guidelines on radiation dermatitis: a narrative review. Support Care Cancer, 2022, 30 (6): 4663-4674.

[2] 中华医学会医学美容与美学分会皮肤美容学组 . 放射性皮炎诊疗专家共识 . 中华医学美学美容杂志 , 2021, 27 (5): 353-357.

[3] GOSSELIN T, GINEX PK, BACKLER C, et al. ONS Guidelines™ for cancer treatment-related radiodermatitis. Oncol Nurs Forum, 2020, 47 (6): 654-670.

[4] ZOU S, HUANG C, ZHANG J, et al. Association of anti-PD-1 therapy with severe radiation-induced oral mucositis: a retrospective cohort study and validation in the CONTINUUM trial. Med, 2025.

[5] 曹才能 , 陈晓钟 , 袁双虎 . 头颈部肿瘤放射治疗相关急性黏膜炎的预防与治疗指南 (2023 年更新版). 中华肿瘤防治杂志 , 2023, 30 (7): 381-385.

[6] MIRANDA-SILVA W, GOMES-SILVA W, ZADIK Y, et al. MASCC/ISOO clinical practice guidelines for the management of mucositis: sub-analysis of current interventions for the management of oral mucositis in pediatric cancer patients. Support Care Cancer, 2021, 29 (7): 3539-3562.

[7] 中华医学会放射肿瘤治疗学分会 . 放射性口腔黏膜炎防治策略专家共识 (2019). 中华放射肿瘤学杂志 , 2019, 28 (9): 641-647.

[8] PENG X, LI Z, PEI Y, et al. Streptococcus salivarius K12 alleviates oral mucositis in patients undergoing radiotherapy for malignant head and neck tumors: a randomized controlled trial. J Clin Oncol, 2024, 42 (12): 1426-1435.

[9] LIANG L, LIU Z, ZHU H, et al. Efficacy and safety of thalidomide in preventing oral mucositis in patients with

nasopharyngeal carcinoma undergoing concurrent chemoradiotherapy: a multicenter, open-label, randomized controlled trial. Cancer, 2022, 128 (7): 1467-1474.

[10] WANG X, WU H, LEI F, et al. Ulinastatin in the treatment of radiotherapy-induced oral mucositis in locoregionally advanced nasopharyngeal carcinoma: a phase 3 randomized clinical trial. Nat Commun, 2025, 16 (1): 2848.

[11] TANG LL, CHEN L, XU GQ, et al. Reduced-volume radiotherapy versus conventional-volume radiotherapy after induction chemotherapy in nasopharyngeal carcinoma: an open-label, noninferiority, multicenter, randomized phase 3 trial. CA Cancer J Clin, 2025, 75 (3): 203-215.

[12] HUANG CL, ZHANG N, JIANG W, et al. Reduced-volume irradiation of uninvolved neck in patients with nasopharyngeal cancer: updated results from an open-label, noninferiority, multicenter, randomized phase Ⅲ trial. J Clin Oncol, 2024, 42 (17): 2021-2025.

[13] WENG JJ, WEI JZ, LI M, et al. Prognostic value of hypothyroidism in patients undergoing intensity-modulated radiation therapy for nasopharyngeal carcinoma. Head Neck, 2022, 44 (5): 1114-1123.

[14] LEE AW, NG WT, PAN JJ, et al. International guideline on dose prioritization and acceptance criteria in radiation therapy planning for nasopharyngeal carcinoma. Int J Radiat Oncol Biol Phys, 2019, 105 (3): 567-580.

[15] 中国放射性脑损伤多学科协作组，中国医师协会神经内科分会脑与脊髓损害专业委员会. 放射性脑损伤诊治中国专家共识. 中华神经医学杂志，2019, 18 (6): 541-549.

[16] HUANG JF, SUN RJ, JIANG WJ, et al. Systematic nutrition management for locally advanced nasopharyngeal carcinoma patients undergoing radiotherapy. Onco Targets Ther, 2019, 12: 8379-8386.

[17] MENG L, WEI J, JI R, et al. Effect of early nutrition intervention on advanced nasopharyngeal carcinoma patients receiving chemoradiotherapy. J Cancer, 2019, 10 (16): 3650-3656.

[18] SU L, LIN Q, LI R, et al. Prognostic value of nutritional impairment on treatment-related toxicity and survival in patients with nasopharyngeal carcinoma taking normal nutrition before radiotherapy. Head Neck, 2020, 42 (12):

3580-3589.

[19] DENG J, HE Y, SUN XS, et al. Construction of a comprehensive nutritional index and its correlation with quality of life and survival in patients with nasopharyngeal carcinoma undergoing IMRT: a prospective study. Oral Oncol, 2019, 98: 62-68.

[20] PENG H, CHEN BB, TANG LL, et al. Prognostic value of Nutritional Risk Screening 2002 scale in nasopharyngeal carcinoma: a large-scale cohort study. Cancer Sci, 2018, 109 (6): 1909-1919.

[21] MENG L, WEI J, JI R, et al. Effect of early nutrition intervention on advanced nasopharyngeal carcinoma patients receiving chemoradiotherapy. J Cancer, 2019, 10 (16): 3650-3656.

[22] 中国抗癌协会肿瘤营养与支持治疗专业委员会 . 放疗患者营养治疗专家共识 . 肿瘤代谢与营养电子杂志 , 2021, 8 (1): 29-34.

[23] 中华医学会放射肿瘤治疗学分会 . 肿瘤放疗患者口服营养补充专家共识 (2017). 中华放射肿瘤学杂志 , 2017, 26 (11): 1239-1247.

[24] 李涛 , 吕家华 , 郎锦义 , 等 . 恶性肿瘤放疗患者营养治疗专家共识 . 肿瘤代谢与营养电子杂志 , 2018, 5 (4): 358-365.

[25] 中国临床肿瘤学会指南工作委员会 . 中国临床肿瘤学会 (CSCO) 恶性肿瘤患者营养治疗指南 2021. 北京 : 人民卫生出版社 , 2021.

[26] MUSCARITOLI M, ARENDS J, BACHMANN P, et al. ESPEN practical guideline: clinical nutrition in cancer. Clin Nutr, 2021, 40 (5): 2898-2913.

[27] BALDWIN C, SPIRO A, AHERN R, et al. Oral nutritional interventions in malnourished patients with cancer: a systematic review and meta-analysis. J Natl Cancer Inst, 2012, 104 (5): 371-385.

[28] 中国抗癌协会肿瘤营养与支持专业委员会肿瘤放疗营养学组 . 头颈部肿瘤放疗者营养与支持治疗专家共识 . 中华放射肿瘤学杂志 , 2018, 27 (1): 1-6.

[29] BOSSOLA M. Nutritional interventions in head and neck cancer patients undergoing chemoradiotherapy: a narrative review. Nutrients, 2015, 7 (1): 265-276.

[30] GORENC M, KOZJEK NR, STROJAN P. Malnutrition and cachexia in patients with head and neck cancer treated with (chemo) radiotherapy. Rep Pract Oncol Radiother, 2015, 20 (4): 249-258.

[31] 中国抗癌协会肿瘤营养专业委员会，中华医学会肠外肠内营养学分会. 肠外营养安全性管理中国专家共识. 肿瘤代谢与营养电子杂志，2021, 8 (5): 495-502.

[32] ARENDS J, BACHMANN P, BARACOS V, et al. ESPEN guidelines on nutrition in cancer patients. Clin Nutr, 2017, 36 (1): 11-48.

[33] CORDEIRO L, SILVA TH, DE OLIVEIRA LC, et al. Systemic inflammation and nutritional status in patients on palliative cancer care: a systematic review of observational studies. Am J Hosp Palliat Care, 2020, 37 (7): 565-571.

[34] 中国抗癌协会肿瘤营养与支持治疗专业委员会. 恶性肿瘤患者膳食营养处方专家共识. 肿瘤代谢与营养电子杂志，2017, 4 (4): 397-408.

[35] 中国抗癌协会，中国抗癌协会肿瘤营养与支持治疗专业委员会，中国抗癌协会肿瘤康复与姑息治疗专业委员会，等. 肿瘤营养治疗通则. 肿瘤代谢与营养电子杂志，2016, 3 (1): 28-33.

[36] FIETKAU R, LEWITZKI V, KUHNT T, et al. A disease-specific enteral nutrition formula improves nutritional status and functional performance in patients with head and neck and esophageal cancer undergoing chemoradiotherapy: results of a randomized, controlled, multicenter trial. Cancer, 2013, 119 (18): 3343-3353.

[37] SATTLER UG, MUELLER-KLIESER W. The anti-oxidant capacity of tumour glycolysis. Int J Radiat Biol, 2009, 85 (11): 963-971.

[38] SHEN H, HAU E, JOSHI S, et al. Sensitization of glioblastoma cells to irradiation by modulating the glucose metabolism. Mol Cancer Ther, 2015, 14 (8): 1794-1804.

[39] TALVAS J, GARRAIT G, GONCALVES-MENDES N, et al. Immunonutrition stimulates immune functions and

antioxidant defense capacities of leukocytes in radiochemotherapy-treated head & neck and esophageal cancer patients: a double-blind randomized clinical trial. Clin Nutr, 2015, 34 (5): 810-817.

[40] ZHENG X, YU K, WANG G, et al. Effects of immunonutrition on chemoradiotherapy patients: a systematic review and meta-analysis. JPEN J Parenter Enteral Nutr, 2020, 44 (5): 768-778.

[41] BOISSELIER P, KAMINSKY MC, THÉZENAS S, et al. A double-blind phase Ⅲ trial of immunomodulating nutritional formula during adjuvant chemoradiotherapy in head and neck cancer patients: IMPATOX. Am J Clin Nutr, 2020, 112 (6): 1523-1531.

5　早期和局部晚期鼻咽癌的药物治疗

化疗模式

分期	Ⅰ级推荐	Ⅱ级推荐	Ⅲ级推荐
T_1N_0	无须化疗[1]［2A 类］		
T_2N_0	单纯放疗[2]（1A 类，无 EBV DNA ≥4 000 拷贝 /ml、肿瘤体积大等不良预后因素）	同期放化疗[3-4]［2A 类］	
$T_{1\sim2}N_1$	同期放化疗[3-4]［2A 类］	单纯放疗[2]（1A 类，无淋巴结 ≥3cm，Ⅳ/ⅤB 区淋巴结转移，淋巴结包膜外侵，EBV DNA ≥4 000 拷贝 /ml 等不良预后因素）	

化疗模式（续）

分期	Ⅰ级推荐	Ⅱ级推荐	Ⅲ级推荐
T_3N_0	同期放化疗[5-6]［2A 类］	单纯放疗[2]（1A 类，无 EBV DNA ≥4 000 拷贝 /ml、肿瘤体积大等不良预后因素） 诱导化疗 + 同期放化疗[7-11]［1B 类］ 同期放化疗 + 辅助化疗[15-17]［1B 类］	同期放化疗 + 特瑞普利单抗（2B 类，EBV DNA ≥1 500 拷贝 /ml）[19]
T_4N_0 和 T_3N_1	诱导化疗 + 同期放化疗[7-11]［1A 类］	同期放化疗 + 辅助化疗[15-17]［1B 类］	
$T_{1\sim4}N_{2\sim3}$ 和 T_4N_1	诱导化疗 + 同期放化疗[7-11]［1A 类］ 诱导化疗 + 同期放化疗 + 节拍辅助化疗[12]［1A 类］ 诱导化疗 + 同期放化疗 + 信迪利单抗 / 卡瑞利珠单抗[58, 59]［1A 类］	诱导化疗 + 单纯放疗 + 特瑞普利单抗[18]［1A 类］ 同期放化疗 + 辅助化疗[15-17]［1B 类］	

化疗模式	Ⅰ级推荐	Ⅱ级推荐	Ⅲ级推荐
诱导化疗	多西他赛＋顺铂＋5-FU[7-8]［1A类］ 吉西他滨＋顺铂[9，20]［1A类］ 紫杉醇＋顺铂＋卡培他滨[12]［1A类］ 多西他赛＋顺铂[10]［2A类］	顺铂＋5-FU[23]［1B类］ 顺铂＋卡培他滨[24]［1B类］ 洛铂＋5-FU[22]［1B类］	Ⅰ/Ⅱ级推荐诱导化疗方案＋西妥昔单抗/尼妥珠单抗[29]［2B类］
同期化疗	顺铂[5-6，16-17，21]［1A类］ 洛铂[22]［1B类］	奈达铂[25]［1B类］ 奥沙利铂[26-27]［1B类］ 卡铂[27]［2A类］	Ⅰ/Ⅱ级推荐同期化疗方案＋西妥昔单抗/尼妥珠单抗[30-31]［2B类］
辅助化疗	节拍卡培他滨[21]［1A类］ 顺铂＋5-FU[15-17]［1A类］	顺铂＋卡培他滨[24]［1B类］ 卡培他滨[28]［1B类］	吉西他滨＋顺铂[32，33]［1B类］ 卡培他滨[34]［2B类］ 替加氟[34]［2B类］ 优福定[35]［2B类］ 替吉奥[36]［2B类］

在传统二维放疗时代，Chen 等[3]报道的一项随机对照试验结果表明，对于Ⅱ期鼻咽癌患者，与单纯放疗相比，同期放化疗能显著提高 5 年 OS 率和 PFS 率。与单纯放疗相比，加入同期化疗降低了远处转移率，但没有显著提高局部控制率。然而，值得注意的是，该研究使用的是中国 1992 年分期系统，根据第 7 版 UICC/AJCC TNM 分类标准，其中 13% 患者被重新分类为 N_2/ Ⅲ期。该试验的 10 年长期结果与初始报告的结论一致，但提示同期放化疗所带来的生存获益主要体现在 T_2N_1 患者中[4]。在调强放疗时代，同期化疗在Ⅱ期鼻咽癌中的作用尚未明确。Ⅱ期鼻咽癌包括三个亚组（T_2N_0 和 $T_{1\sim2}N_1$），其中 N_1 患者发生远处转移的风险较高，Tang 等[2]报道一项纳入 341 例无不良预后因素（淋巴结≥3cm，Ⅳ/ ⅤB 区淋巴结转移，淋巴结包膜外侵，EBV DNA≥4 000 拷贝 /ml）的Ⅱ期和 T_3N_0 患者的大型随机对照试验，随访时间中位数为 46 个月，单纯放疗组患者 3 年无失败生存非劣于同步放化疗（90.5% vs. 91.9%；非劣效 $P<0.000\ 1$）；且其 3~4 级毒性反应发生率大大降低（17% vs. 46%）。另外，单纯放疗组患者的生活质量均明显优于同期放化疗组。

具有里程碑意义的 Intergroup 0099 随机试验发现同期放化疗和辅助化疗的生存终点优于单纯放疗，从而确立了同期放化疗作为局部晚期（Ⅲ~ ⅣA 期）鼻咽癌的标准疗法的地位[15]。随后来自流行地区的随机试验证实了在局部晚期鼻咽癌中同期放化疗，加或不加辅助化疗生存获益都大于单纯放疗[5-6, 16-17, 27]。纳入 19 项随机对照试验的个体数据（IPD）荟萃分析显示，同期放化疗加或不加辅助化疗可最为显著提高 OS[37]。相比之下，辅助化疗或诱导化疗加单纯放疗并不能显著提高生存率。因此，同期放化疗被认为是局部晚期鼻咽癌治疗的核心。值得注意的是，最新一项纳入 383 例Ⅲ~ ⅣB 期鼻咽癌患者的多中心Ⅲ期非劣效随机对照试验发现，在采用多西他赛、顺铂和 5-FU（TPF）方案诱导化疗后，接受单纯放疗组（IC-RT）患者 3 年 PFS 率非劣于同期放化疗组（IC-CCRT）（76.2%

vs. 76.8%），而 3~4 级急性毒性反应发生率降低[38]，但该研究使用的同期顺铂方案剂量较低（30mg/m^2，每周 1 次，共 6~7 次），因此还需要更多研究来确认诱导化疗后使用单纯放疗是否安全。

值得注意的是，Intergroup 0099 试验是在传统放疗时代进行的。在调强适形放疗时代，鼻咽癌中同期放化疗加用辅助化疗是否可给患者带来额外获益存在争议。Ⅲ期随机试验的初步结果显示，在局部晚期鼻咽癌中，单纯同期放化疗组与同期放化疗加辅助化疗组的所有结局终点差异均无统计学意义[39]。长期结果也证实了这些发现（5 年 OS 率：80% vs. 83%，P=0.35；5 年 PFS 率：71% vs. 75%，P=0.72）[40]。在另一项Ⅲ期试验中，104 例放疗后血浆 EBV DNA 阳性的高危鼻咽癌患者被随机分配至观察组或吉西他滨 + 顺铂辅助化疗组[32]。该研究是鼻咽癌中第一个基于生物标志物驱动的随机对照试验，结果显示辅助化疗无法显著提高 OS 率与 PFS 率（5 年 OS 率：64% vs. 68%，P=0.79；PFS 率：49% vs. 55%，P=0.75）。

几项荟萃分析的结果显示，尽管同期放化疗加辅助化疗组可观察到有潜在的获益趋势，但同期放化疗加用辅助化疗后患者的生存结局并没有得到显著改善[41-44]。患者对根治性放疗后辅助化疗的耐受性相对较差，通常只有 50%~76% 患者完成了规定的辅助化疗疗程[15-17, 32, 39, 45]，这可能是辅助化疗较难带来额外的生存获益的原因。

与辅助化疗相比，诱导化疗具有许多潜在的优势，例如及早缓解患者症状、消除微小转移灶及更好的依从性等。近年来，来自广州的 3 项大型多中心随机对照试验陆续在国际期刊上发表。这些研究分别使用多西他赛、顺铂和 5-FU（TPF）[7-8]、顺铂加 5-FU（PF）[11]及吉西他滨加顺铂（GP）[9]的诱导化疗方案。这些研究证实了诱导化疗联合同期放化疗在 OS、PFS 和无远处转移生存方面的优势。对来自流行地区的 4 项试验的 IPD 合并分析证实诱导化疗加同期放化疗可以显著改善 OS（HR=0.75；

95% *CI* 0.57~0.99；5 年绝对获益为 6%）和 PFS（*HR*=0.70；95% *CI* 0.56~0.86；5 年绝对获益为 9%），而生存获益主要来自远处转移的减少[46]。突尼斯和法国纳入 83 例局部晚期鼻咽癌患者的小型随机试验结果表明，TPF 诱导化疗能显著提高 PFS 和 OS[47]。因此，除了同期放化疗，诱导化疗在调强适形放疗时代局部晚期鼻咽癌的治疗中也起着重要的作用，主要是通过提高远处转移控制率来提高生存获益。

应该指出的是，大多数评估同期放化疗加诱导化疗的试验都是在流行地区进行的，诱导化疗在非流行地区鼻咽癌患者中的适用性需要进一步研究。此外，由于缺乏直接比较这两种方法的前瞻性随机试验的数据，目前尚不确定哪种化疗顺序，即诱导 - 同期或同期 - 辅助，在当下效果更好。值得注意的是，一项纳入 28 项试验共 8 214 例鼻咽癌患者数据的荟萃分析对比了 8 种治疗模式的疗效[48]，结果显示和同期放化疗相比，OS 获益最大的是含紫杉醇的诱导化疗 + 同期放化疗（*HR*=0.75；95% *CI* 0.59~0.96）、不含紫杉醇的诱导化疗 + 同期放化疗（*HR*=0.81；95% *CI* 0.69~0.95），以及同期放化疗 + 辅助化疗（*HR*=0.88；95% *CI* 0.75~1.04）。仅对以同期放化疗为对照的临床试验进行推断性比较，诱导化疗在减少远处转移方面似乎优于辅助化疗。未来还需要进行比较诱导化疗加同期放化疗和同期放化疗加辅助化疗的头对头随机试验。

与其他局部晚期患者相比，T_3N_0 鼻咽癌患者治疗失败的风险相对较低[49]。因此，在一些在同期放化疗基础上增加辅助化疗[39]或诱导化疗的随机对照试验中，这一亚组被排除了[8-9, 11]。对于 T_3N_0 患者，因为缺乏随机试验的数据，专家组推荐要慎重权衡在同期放化疗的基础上加用辅助化疗或诱导化疗的利弊。

根据之前比较同期放化疗加或不加辅助化疗与单纯放疗的疗效的Ⅲ期临床试验[3, 6, 15-16]，我们推荐在放疗的同时使用顺铂 100mg/m^2 每 3 周一次或 40mg/m^2 每周一次的化疗。这些试验证实了在局部晚期鼻咽癌中同期放化疗优于单纯放疗。值得注意的是，3 项试验使用了每 3 周一次的化疗方案[15-17]，两项试验使用了每周一次的化疗方案[6, 50]；还有由 Chen 等[3]使用了 7 疗程 30mg/m^2 每周一次的方案。已有头对头的临床试验对 3 周和每周方案进行了比较。由 Lee 等[51]报道的一项Ⅱ期小规模随机对照试验发现，两种方案的疗效和不良反应差异无统计学意义，每周方案似乎更有利于提高患者的生活质量。一项纳入 526 例局部晚期鼻咽癌患者的大型Ⅲ期随机对照试验结果显示，3 周方案与每周方案的 3 年 FFS 率、OS 率、DMFS 率、LRFS 率的差异均无统计学意义，且急性血液学毒性和晚期耳毒性显著减少[52]。值得注意的是，在这项研究中，3 周方案中顺铂的累积剂量（200mg/m^2）低于每周方案（240mg/m^2）。然而，一项纳入 261 例Ⅲ~Ⅳb 期接受了根治性手术的高危头颈鳞癌患者的非劣效Ⅱ/Ⅲ期临床试验，经过中位数为 2.2 年的随访，结果显示两种方案的总生存相似，而单周方案 3 级以上的中性粒细胞减少和感染的发生率更低[53]。在这项研究中，单周方案组的累积顺铂剂量中位数明显低于 3 周方案组（239mg/m^2 vs. 280mg/m^2）。这两项临床试验得到了相反的结论，可能提示顺铂的累积剂量，而不是使用频次（单周和 3 周），才是决定不良反应的因素。

现有证据提示，对于疗效而言，顺铂累积剂量的作用比给药方案更为重要。一些Ⅲ期临床试验的探索性分析提示，顺铂的累积剂量不应低于 200mg/m^2 以保证疗效[54-56]。一项Ⅱ期随机试验结果显示，对于 EBV DNA<4 000 拷贝 /ml 的患者，同期放化疗中 2 疗程的顺铂（100mg/m^2，每 3 周一次）与 3 疗程相比较，PFS、OS 及局部复发和远处转移的累积发生率差异无统计学意义，同时急性和晚期不良反应减少[57]。对于有禁忌证而无法使用顺铂化疗的患者，可选的其他同期化疗药物包括卡铂［曲线下面积（AUC）5~6］[58]、奥沙利铂（70mg/m^2，每周一次）[27]和奈达铂（100mg/m^2，每 3 周一次）[59]。

2009 年发表的一项Ⅱ期随机试验首次报道在同期放化疗之前加用 2 疗程多西他赛（75mg/m^2）加顺铂（75mg/m^2）诱导化疗可将鼻咽癌患者的 3 年 OS 率从 68% 提高到 94%（*HR*=0.24；95% *CI* 0.08~0.73）[10]。随后，两个大型Ⅲ期随机对照试验[7-9]分别评估了 TPF 方案（多西他赛 60mg/m^2、顺铂 60mg/m^2 和 5-FU 每天 600mg/m^2，持续静脉滴注 120 小时；每 3 周一次，共 3 疗程）和 GP 方案（吉西他滨 1 000mg/m^2，d1、d8，顺铂 80mg/m^2；每 3 周一次，共 3 疗程）在局部晚期鼻咽癌患者（$T_{3\sim4}N_0$ 除外）中的疗效。在 TPF 试验中，诱导化疗加同期放化疗组 88% 的患者完成了 3 个疗程的诱导化疗，与单纯同期放化疗组相比，诱导化疗组的 5 年 OS 率（*HR*=0.65；95% *CI* 0.43~0.98）、无远处转移生存（*HR*=0.60；95% *CI* 0.38~0.95）和无局部复发生存（*HR*=0.58；95% *CI* 0.34~0.99）均得到显著提高[7-8]。但是，尽管各种药物的剂量与另一项试验（多西他赛 75mg/m^2，顺铂 75mg/m^2 和 5-FU 每天 750mg/m^2，持续静脉滴注 120 小时）相比已降低 20%，3~4 级不良反应如中性粒细胞减少（35%）、白细胞减少（27%）和腹泻（8%）的发生率仍较高[47]。在另一项使用 GP 诱导化疗方案的试验中，患者的 5 年 OS 率（*HR*=0.51；95% *CI* 0.34~0.78）和无远处转移生存（*HR*=0.42；95% *CI* 0.27~0.67）均显著提高，5 年无局部复发生存也有提高的趋势（87.8% vs. 82.9%，*HR*=0.65；95% *CI* 0.41~1.02，*P*=0.06）[9，20]。值得注意的是，患者对 GP 方案的耐受性更好，97% 的患者完成了 3 个疗程的 GP 诱导化疗，3~4 级不良反应如中性粒细胞减少、白细胞减少和腹泻的发生率分别为 21%、11% 和 0.4%。其他推荐的诱导化疗方案包括 PF 方案（顺铂 80~100mg/m^2，5-FU 每天 800~1 000mg/m^2，持续静脉滴注 120 小时）和顺铂 + 卡培他滨方案（PX 方案；顺铂 100mg/m^2，卡培他滨每天 2 000mg/m^2，持续给药 14 天）[12，11]。

目前尚无直接比较不同诱导化疗方案的随机对照研究。因此，诱导化疗方案可以视患者的情况来选择。纳入 502 例患者的Ⅲ期非劣效随机试验首次评估了在诱导化疗加同步放化疗中用洛铂替代顺铂的效果，结果显示，洛铂组与顺铂组的5年无进展生存率和总生存率的差异无统计学意义，顺铂组的1~2级不良反应发生率显著高于洛铂组，且顺铂组的3~4级黏膜炎（顺铂组40% vs. 洛铂组41%）、白细胞减少（23% vs. 16%）和中性粒细胞减少（24% vs. 10%）发生率高于洛铂组[22]。一项多中心Ⅲ期随机试验在238例患者中比较了诱导化疗中TPC方案（紫杉醇150mg/m^2，d1；顺铂60mg/m^2，d1、卡培他滨2 000mg/m^2，d14；每3周一次，共2疗程）与PF方案。TPC组3年FFS率显著高于PF组（*HR*=0.47；95% *CI* 0.28~0.79；*P*=0.004），可显著降低远处转移风险（*HR*=0.49；95% *CI* 0.24~0.98；*P*=0.04）和局部复发风险（*HR*=0.40；95% *CI* 0.18~0.93；*P*=0.03），且没有增加毒性反应[12]。目前有临床试验正在评估诱导化疗中用洛铂或奈达铂等其他铂类药物替代顺铂或者用卡培他滨替代5-FU是否可以在保证非劣效性的同时改善患者的生存质量（NCT03503136）。

Intergroup研究的结果确定了PF方案（顺铂80mg/m^2，d1；5-FU每天1 000mg/m^2，d1~4，持续静脉滴注96小时，每4周一次）作为辅助化疗的标准方案[12]。如果有禁忌证无法使用顺铂，可用卡铂替代顺铂[60]。一项单中心非劣效性随机试验在206例鼻咽癌患者中比较了Intergroup方案与同期卡铂100mg/m^{2}化疗后辅助卡铂（AUC 5，静脉注射）+5-FU（每天1 000mg/m^2，持续静脉滴注96小时）的方案。42%使用顺铂的患者完成了3疗程的辅助化疗，而73%使用卡铂的患者完成了辅助化疗。两组生存结局相似；顺铂组的肾毒性、白细胞减少和贫血发生率更高，而卡铂组血小板减少的发生率更高[60]。该小组还进行了一项多中心随机试验，在175例T_2N_0~$T_4N_2M_0$（UICC/AJCC第七版）鼻咽癌患者中比较了卡铂同期放化疗与卡铂同期放化疗加卡铂与5-FU辅助化疗[61]。结果表明加用卡铂和5-FU辅助化疗可显著提高患者2年无瘤生存率。一项多中心Ⅲ期随机试验共纳入240例接受了同期放化疗的$N_{2\text{-}3}$鼻咽癌患者，随机接受顺铂+吉西他滨（顺铂80mg/m^2，d1；吉西他滨1g/m^2，d1、d8，每 3 周一次，共 3 疗程）或顺铂 + 氟尿嘧啶（顺铂 80mg/m^2，d1；氟尿嘧啶 4g/m^2，持续静脉滴注 96 小时，每 4 周一次，共 3 疗程）辅助化疗[33]，结果显示顺铂 + 吉西他滨组的 3 年无进展生存率更高（83.9% vs. 71.5%），且黏膜炎（23% vs. 28%）和听力损失（5% vs. 9%）发生率较低；但是白细胞减少（52% vs. 29%）和中性粒细胞减少（32% vs. 16%）发生率较高。然而，如前所述，另一项Ⅲ期临床试验发现，6 个疗程的吉西他滨 + 顺铂化疗未能提高放疗后血浆 EBV DNA 阳性的高危鼻咽癌患者的生存[32]。这两项研究的结果存在差异，因此吉西他滨 + 顺铂是否应该作为辅助化疗的标准方案尚需要更多研究。综上所述，辅助化疗的主要缺点是耐受性较差。节拍化疗是一种新兴的抗肿瘤模式，与传统化疗使用最大耐受剂量治疗肿瘤不同，节拍化疗通过低剂量、长时间口服的“节拍式”给药方式，可使氟尿嘧啶类药物等化疗药长时间维持在相对较低的血药浓度，从而在持续抗肿瘤的同时降低不良反应，尤为适合放化疗结束后患者的辅助治疗。一项Ⅲ期试验证实在高危局部区域晚期（Ⅲ~ⅣA 期，剔除 $T_{3\sim4}N_0$ 及 T_3N_1）鼻咽癌患者中，在根治性放化疗（同期放化疗 ± 诱导化疗）后使用节拍卡培他滨（650mg/m^2，每天 2 次）辅助治疗一年的模式可显著提高患者生存率[21]。同时，该模式安全性良好，严重不良反应的发生率仅为 17%，患者可耐受。另外一项纳入 180 例患者的多中心、前瞻性、随机对照临床试验也发现，在伴有高危复发转移因素（^{18}F-FDG PET 显像原发肿瘤 $SUV_{max}>10$、原发肿瘤体积 $>30cm^3$、EBV DNA $>2\times10^4$ 拷贝 /ml、颈部多个淋巴结转移且其中一个 >4cm、$T_4N_2M_0$、$T_{1\sim4}N_3M_0$）的Ⅲ~Ⅳb 期鼻咽癌患者中，8 个疗程的卡培他滨辅助化疗（1 000mg/m^2，每天 2 次，服用 14 天休 7 天）显著提高了生存率，且未增加 3 级及以上治疗相关晚期毒性反应[28]。因此，对于高复发 / 转移风险患者，推荐在根治性放化疗结束后使用节拍化疗进行辅助治疗。

近年来，多项研究探索了免疫治疗在局部晚期鼻咽癌中的疗效，CONTINUUM 是第一项将 PD-1

抗体与放化疗联合的Ⅲ期随机对照临床试验，共纳入 425 例 $T_{1\sim4}N_{2\sim3}M_0$ 或 $T_4N_1M_0$ 的鼻咽癌患者，随机分为对照组和试验组，对照组接受吉西他滨 + 顺铂诱导化疗和顺铂同期放化疗，试验组在对照组基础上联合 12 个疗程的信迪利单抗治疗，结果显示试验组的 3~4 级不良反应发生率有所升高（74% vs. 65%），但试验组患者 3 年 EFS 率（86% vs. 76%，*HR*=0.59；95% *CI* 0.38~0.92；*P*=0.019）、DMFS 率（90% vs. 83%，*HR*=0.57；95% *CI* 0.33~0.98；*P*=0.041）和 LRRFS 率（93% vs. 87%，*HR*=0.54；95% *CI* 0.30~0.99；*P*=0.043）均显著提高[13]。在 CONTINUUM 研究中，信迪利单抗从诱导化疗的第 1 天开始使用，每次 200mg，共 12 个疗程，包括诱导 3 个、同期 3 个、辅助 6 个。而 DIPPER 研究则评估了 12 个疗程的单纯辅助 PD-1 抗体治疗的价值，该研究纳入 450 例完成 GP 诱导化疗联合同步放化疗的患者（$T_4N_1M_0$ 或 $T_{1\sim4}N_{2\sim3}M_0$），随机分配到卡瑞利珠单抗组或观察组，结果显示卡瑞利珠单抗组的 3 年 EFS 率显著高于观察组（86.9% vs. 77.4%，*HR*=0.56，95% *CI* 0.36~0.89，*P*=0.01），DMFS 和 LRRFS 同样有提高[14]。然而，上述 2 个大型Ⅲ期试验均尚未观察到 OS 的获益，需要更长时间的随访。在另一项Ⅱ期随机对照研究中，研究者探索了诱导 + 辅助 PD-1 抗体治疗的效果（免疫三明治模式），共纳入 150 例Ⅲ~Ⅳa 期且血浆 EBV DNA≥1 500 拷贝 /ml 的患者，以 2∶1 的比例随机接受特瑞普利单抗或安慰剂诱导治疗 2 周期后，再接受同期放化疗和特瑞普利单抗或安慰剂辅助治疗 8 周期，结果显示特瑞普利单抗组的 2 年 PFS 率显著高于安慰剂组（92.0% vs. 74.0%，*HR*=0.40，95% *CI* 0.18~0.89，*P*=0.019），3 年总体生存率也有显著差异（99.0% vs. 90.0%），值得进一步通过Ⅲ期临床试验验证[19]。此外，需要注意的是，该Ⅱ期研究中的患者并未接受诱导化疗，在诱导化疗联合同期放化疗的基础上，这种“免疫三明治模式”是否能取得同样好的效果，尚需进一步研究。

另一方面，考虑到 CONTINUUM 试验的成功以及与放疗同期顺铂相关的显著毒性，Ⅱ期

PLATINUM 试验探索了在 CONTINUUM 模式中去掉同期顺铂的策略。该试验显示出良好的生存结果，减少了毒性，提高了生活质量和耐受性[62]。在此基础上开展的一项多中心随机对照的Ⅲ期临床试验（DIAMOND 研究）纳入 532 例非转移的 T_4N_1 或 $N_{2\sim3}$ 分期局部晚期鼻咽癌患者，随机分为两组：标准组接受特瑞普利单抗联合"吉西他滨 - 顺铂（GP）"方案诱导化疗和顺铂方案同期放化疗；去同期顺铂组则在标准组基础上去掉 2 疗程的同期顺铂化疗。上述两个比较组中，特瑞普利单抗均采用 17 个疗程，涵盖了 3 个疗程的诱导时相、3 个疗程的放疗时相、11 个疗程的辅助时相。研究结果显示，在主要终点之一的无失败生存上，去同期顺铂组相较于标准组的 3 年无失败生存率分别为 88.3% 和 87.6%，其生存率差异的 95% *CI* 下限在预设的非劣效性标准（–8%）以内［$P_{\text{non-inferiority}}$=0.002；*HR*=0.92（95% *CI* 0.66~1.79）；log-rank *P*=0.731］，说明在联合免疫治疗的基础上去掉同期顺铂不会降低生存率。在主要终点之一呕吐毒性上，去同期顺铂组相较于标准组的所有分级呕吐发生率分别为 26.2% 和 59.8%，显著下降了 33.6%（$P<0.001$），并达到了优效性。此外，3~4 级严重急性毒性反应发生率分别为 52.3% 和 63.6%，下降了 11.3%，并具有更高的耐受性和生活质量，说明了在联合免疫治疗的基础上去掉同期顺铂可提高患者治疗的安全性，在改善呕吐方面尤为明显。DIAMOND 试验基于特瑞普利单抗制订了"去同期顺铂"的治疗新策略，为局部晚期鼻咽癌患者提供了一种兼具高疗效与低毒性的有前景的治疗方案[18]。

参考文献

[1] CHEN YP, ISMAILA N, CHUA MLK, et al. Chemotherapy in combination with radiotherapy for definitive-intent treatment of stage Ⅱ - ⅣA nasopharyngeal carcinoma: CSCO and ASCO guideline. J Clin Oncol, 2021, 39 (7): 840-859.

[2] TANG LL, GUO R, ZHANG N, et al. Effect of radiotherapy alone vs. radiotherapy with concurrent chemoradiotherapy on survival without disease relapse in patients with low-risk nasopharyngeal carcinoma: a randomized clinical trial. JAMA, 2022, 328 (8): 728-736.

[3] CHEN QY, WEN YF, GUO L, et al. Concurrent chemoradiotherapy vs. radiotherapy alone in stage Ⅱ nasopharyngeal carcinoma: phase Ⅲ randomized trial. J Natl Cancer Inst, 2011, 103 (23): 1761-1770.

[4] LI XY, CHEN QY, SUN XS, et al. Ten-year outcomes of survival and toxicity for a phase Ⅲ randomised trial of concurrent chemoradiotherapy versus radiotherapy alone in stage Ⅱ nasopharyngeal carcinoma. Eur J Cancer, 2019, 110: 24-31.

[5] CHAN AT, LEUNG SF, NGAN RK, et al. Overall survival after concurrent cisplatin-radiotherapy compared with radiotherapy alone in locoregionally advanced nasopharyngeal carcinoma. J Natl Cancer Inst, 2005, 97 (7): 536-539.

[6] CHAN AT, TEO PM, NGAN RK, et al. Concurrent chemotherapy-radiotherapy compared with radiotherapy alone in locoregionally advanced nasopharyngeal carcinoma: progression-free survival analysis of a phase Ⅲ randomized trial. J Clin Oncol, 2002, 20 (8): 2038-2044.

[7] LI WF, CHEN NY, ZHANG N, et al. Concurrent chemoradiotherapy with/without induction chemotherapy in locoregionally advanced nasopharyngeal carcinoma: long-term results of phase 3 randomized controlled trial. Int J

Cancer, 2019, 145 (1): 295-305.
[8] SUN Y, LI WF, CHEN NY, et al. Induction chemotherapy plus concurrent chemoradiotherapy versus concurrent chemoradiotherapy alone in locoregionally advanced nasopharyngeal carcinoma: a phase 3, multicentre, randomised controlled trial. Lancet Oncol, 2016, 17 (11): 1509-1520.
[9] ZHANG Y, CHEN L, HU GQ, et al. Gemcitabine and cisplatin induction chemotherapy in nasopharyngeal carcinoma. N Engl J Med, 2019, 381 (12): 1124-1135.
[10] HUI EP, MA BB, LEUNG SF, et al. Randomized phase Ⅱ trial of concurrent cisplatin-radiotherapy with or without neoadjuvant docetaxel and cisplatin in advanced nasopharyngeal carcinoma. J Clin Oncol, 2009, 27 (2): 242-249.
[11] CAO SM, YANG Q, GUO L, et al. Neoadjuvant chemotherapy followed by concurrent chemoradiotherapy versus concurrent chemoradiotherapy alone in locoregionally advanced nasopharyngeal carcinoma: a phase Ⅲ multicentre randomised controlled trial. Eur J Cancer, 2017, 75: 14-23.
[12] LI WZ, LV X, HU D, et al. Effect of induction chemotherapy with paclitaxel, cisplatin, and capecitabine vs cisplatin and fluorouracil on failure-free survival for patients with stage ⅣA to ⅣB nasopharyngeal carcinoma: a multicenter phase 3 randomized clinical trial. JAMA Oncol, 2022, 8 (5): 706-714.
[13] LIU X, ZHANG Y, YANG KY, et al. Induction-concurrent chemoradiotherapy with or without sintilimab in patients with locoregionally advanced nasopharyngeal carcinoma in China (CONTINUUM): a multicentre, open-label, parallel-group, randomised, controlled, phase 3 trial. Lancet, 2024, 403 (10445): 2720-2731.
[14] LIANG YL, LIU X, SHEN LF, et al. Adjuvant PD-1 blockade with camrelizumab for nasopharyngeal carcinoma: the DIPPER randomized clinical trial. JAMA, 2025, 333 (18): 1589-1598.
[15] AL-SARRAF M, LEBLANC M, GIRI PG, et al. Chemoradiotherapy versus radiotherapy in patients with advanced nasopharyngeal cancer: phase Ⅲ randomized intergroup study 0099. J Clin Oncol, 1998, 16 (4): 1310-1317.
[16] WEE J, TAN EH, TAI BC, et al. Randomized trial of radiotherapy versus concurrent chemoradiotherapy followed

by adjuvant chemotherapy in patients with American Joint Committee on Cancer/International Union against cancer stage Ⅲ and Ⅳ nasopharyngeal cancer of the endemic variety. J Clin Oncol, 2005, 23 (27): 6730-6738.

[17] LEE AW, TUNG SY, CHUA DT, et al. Randomized trial of radiotherapy plus concurrent-adjuvant chemotherapy vs radiotherapy alone for regionally advanced nasopharyngeal carcinoma. J Natl Cancer Inst, 2010, 102 (15): 1188-1198.

[18] XU C, LIANG XY, HUANG XQ, et al. Toripalimab combination therapy without concurrent cisplatin for nasopharyngeal carcinoma: the DIAMOND randomized clinical trial. JAMA, 2025.

[19] LIU SL, LI XY, YANG JH, et al. Neoadjuvant and adjuvant toripalimab for locoregionally advanced nasopharyngeal carcinoma: a randomised, single-centre, double-blind, placebo-controlled, phase 2 trial. Lancet Oncol, 2024, 25 (12): 1563-1575.

[20] ZHANG Y, CHEN L, HU GQ, et al. Final overall survival analysis of gemcitabine and cisplatin induction chemotherapy in nasopharyngeal carcinoma: a multicenter, randomized phase Ⅲ trial. J Clin Oncol, 2022, 40 (22): 2420-2425.

[21] CHEN YP, LIU X, ZHOU Q, et al. Metronomic capecitabine as adjuvant therapy in locoregionally advanced nasopharyngeal carcinoma: a multicentre, open-label, parallel-group, randomised, controlled, phase 3 trial. Lancet, 2021, 398 (10297): 303-313.

[22] LV X, CAO X, XIA WX, et al. Induction chemotherapy with lobaplatin and fluorouracil versus cisplatin and fluorouracil followed by chemoradiotherapy in patients with stage Ⅲ-ⅣB nasopharyngeal carcinoma: an open-label, non-inferiority, randomised, controlled, phase 3 trial. Lancet Oncol, 2021, 22 (5): 716-726.

[23] YANG Q, CAO SM, GUO L, et al. Induction chemotherapy followed by concurrent chemoradiotherapy versus concurrent chemoradiotherapy alone in locoregionally advanced nasopharyngeal carcinoma: long-term results of a phase Ⅲ multicentre randomised controlled trial. Eur J Cancer, 2019, 119: 87-96.

[24] LEE AW, NGAN RK, TUNG SY, et al. Preliminary results of trial NPC-0501 evaluating the therapeutic gain by changing from concurrent-adjuvant to induction-concurrent chemoradiotherapy, changing from fluorouracil to capecitabine, and changing from conventional to accelerated radiotherapy fractionation in patients with locoregionally advanced nasopharyngeal carcinoma. Cancer, 2015, 121 (8): 1328-1338.

[25] TANG LQ, CHEN DP, GUO L, et al. Concurrent chemoradiotherapy with nedaplatin versus cisplatin in stage Ⅱ-ⅣB nasopharyngeal carcinoma: an open-label, non-inferiority, randomised phase 3 trial. Lancet Oncol, 2018, 19 (4): 461-473.

[26] WU X, HUANG PY, PENG PJ, et al. Long-term follow-up of a phase Ⅲ study comparing radiotherapy with or without weekly oxaliplatin for locoregionally advanced nasopharyngeal carcinoma. Ann Oncol, 2013, 24 (8): 2131-2136.

[27] ZHANG L, ZHAO C, PENG PJ, et al. Phase Ⅲ study comparing standard radiotherapy with or without weekly oxaliplatin in treatment of locoregionally advanced nasopharyngeal carcinoma: preliminary results. J Clin Oncol, 2005, 23 (33): 8461-8468.

[28] MIAO J, WANG L, TAN SH, et al. Adjuvant capecitabine following concurrent chemoradiotherapy in locoregionally advanced nasopharyngeal carcinoma: a randomized clinical trial. JAMA Oncol, 2022, 8 (12): 1776-1785.

[29] PENG H, TANG LL, LIU X, et al. Anti-epidermal growth factor receptor therapy concurrently with induction chemotherapy in locoregionally advanced nasopharyngeal carcinoma. Cancer Sci, 2018, 109 (5): 1609-1616.

[30] YOU R, HUA YJ, LIU YP, et al. Concurrent chemoradiotherapy with or without anti-EGFR-targeted treatment for stage Ⅱ - Ⅳb nasopharyngeal carcinoma: retrospective analysis with a large cohort and long follow-up. Theranostics, 2017, 7 (8): 2314-2324.

[31] YOU R, SUN R, HUA YJ, et al. Cetuximab or nimotuzumab plus intensity-modulated radiotherapy versus cisplatin plus intensity-modulated radiotherapy for stage Ⅱ - Ⅳb nasopharyngeal carcinoma. Int J Cancer, 2017, 141 (6):

1265-1276.

[32] CHAN A, HUI EP, NGAN R, et al. Analysis of plasma Epstein-Barr virus DNA in nasopharyngeal cancer after chemoradiation to identify high-risk patients for adjuvant chemotherapy: a randomized controlled trial. J Clin Oncol, 2018: JCO2018777847.

[33] LIU LT, LIU H, HUANG Y, et al. Concurrent chemoradiotherapy followed by adjuvant cisplatin-gemcitabine versus cisplatin-fluorouracil chemotherapy for $N_{2\sim3}$ nasopharyngeal carcinoma: a multicentre, open-label, randomised, controlled, phase 3 trial. Lancet Oncol, 2023, 24 (7): 798-810.

[34] CHEN YP, CHAN A, LE QT, et al. Nasopharyngeal carcinoma. Lancet, 2019, 394 (10192): 64-80.

[35] LIU YC, WANG WY, TWU CW, et al. Prognostic impact of adjuvant chemotherapy in high-risk nasopharyngeal carcinoma patients. Oral Oncol, 2017, 64: 15-21.

[36] ZONG J, XU H, CHEN B, et al. Maintenance chemotherapy using S-1 following definitive chemoradiotherapy in patients with N_3 nasopharyngeal carcinoma. Radiat Oncol, 2019, 14 (1): 182.

[37] BLANCHARD P, LEE A, MARGUET S, et al. Chemotherapy and radiotherapy in nasopharyngeal carcinoma: an update of the MAC-NPC meta-analysis. Lancet Oncol, 2015, 16 (6): 645-655.

[38] DAI J, ZHANG B, SU Y, et al. Induction chemotherapy followed by radiotherapy vs chemoradiotherapy in nasopharyngeal carcinoma: a randomized clinical trial. JAMA Oncol, 2024, 10 (4): 456-463.

[39] CHEN L, HU CS, CHEN XZ, et al. Concurrent chemoradiotherapy plus adjuvant chemotherapy versus concurrent chemoradiotherapy alone in patients with locoregionally advanced nasopharyngeal carcinoma: a phase 3 multicentre randomised controlled trial. Lancet Oncol, 2012, 13 (2): 163-171.

[40] CHEN L, HU CS, CHEN XZ, et al. Adjuvant chemotherapy in patients with locoregionally advanced nasopharyngeal carcinoma: long-term results of a phase 3 multicentre randomised controlled trial. Eur J Cancer, 2017, 75: 150-158.

[41] YAN M, KUMACHEV A, SIU LL, et al. Chemoradiotherapy regimens for locoregionally advanced nasopharyngeal

carcinoma: a Bayesian network meta-analysis. Eur J Cancer, 2015, 51 (12): 1570-1579.

[42] YOU R, CAO YS, HUANG PY, et al. The changing therapeutic role of chemo-radiotherapy for loco-regionally advanced nasopharyngeal carcinoma from two/three-dimensional radiotherapy to intensity-modulated radiotherapy: a network meta-analysis. Theranostics, 2017, 7 (19): 4825-4835.

[43] CHEN YP, WANG ZX, CHEN L, et al. A Bayesian network meta-analysis comparing concurrent chemoradiotherapy followed by adjuvant chemotherapy, concurrent chemoradiotherapy alone and radiotherapy alone in patients with locoregionally advanced nasopharyngeal carcinoma. Ann Oncol, 2015, 26 (1): 205-211.

[44] RIBASSIN-MAJED L, MARGUET S, LEE A, et al. What is the best treatment of locally advanced nasopharyngeal carcinoma？ An individual patient data network meta-analysis. J Clin Oncol, 2017, 35 (5): 498-505.

[45] LEE AW, TUNG SY, CHAN AT, et al. Preliminary results of a randomized study (NPC-9902 Trial) on therapeutic gain by concurrent chemotherapy and/or accelerated fractionation for locally advanced nasopharyngeal carcinoma. Int J Radiat Oncol Biol Phys, 2006, 66 (1): 142-151.

[46] CHEN YP, TANG LL, YANG Q, et al. Induction chemotherapy plus concurrent chemoradiotherapy in endemic nasopharyngeal carcinoma: individual patient data pooled analysis of four randomized trials. Clin Cancer Res, 2018, 24 (8): 1824-1833.

[47] FRIKHA M, AUPERIN A, TAO Y, et al. A randomized trial of induction docetaxel-cisplatin-5FU followed by concomitant cisplatin-RT versus concomitant cisplatin-RT in nasopharyngeal carcinoma (GORTEC 2006-02). Ann Oncol, 2018, 29 (3): 731-736.

[48] PETIT C, LEE A, MA J, et al. Role of chemotherapy in patients with nasopharynx carcinoma treated with radiotherapy (MAC-NPC): an updated individual patient data network meta-analysis. Lancet Oncol, 2023, 24 (6): 611-623.

[49] GUO R, TANG LL, MAO YP, et al. Proposed modifications and incorporation of plasma Epstein-Barr virus DNA

improve the TNM staging system for Epstein-Barr virus-related nasopharyngeal carcinoma. Cancer, 2019, 125 (1): 79-89.

[50] CHEN Y, LIU MZ, LIANG SB, et al. Preliminary results of a prospective randomized trial comparing concurrent chemoradiotherapy plus adjuvant chemotherapy with radiotherapy alone in patients with locoregionally advanced nasopharyngeal carcinoma in endemic regions of China. Int J Radiat Oncol Biol Phys, 2008, 71 (5): 1356-1364.

[51] LEE JY, SUN JM, OH DR, et al. Comparison of weekly versus triweekly cisplatin delivered concurrently with radiation therapy in patients with locally advanced nasopharyngeal cancer: a multicenter randomized phase Ⅱ trial (KCSG-HN10-02). Radiother Oncol, 2016, 118 (2): 244-250.

[52] XIA WX, LV X, LIANG H, et al. A randomized controlled trial comparing two different schedules for cisplatin treatment in patients with locoregionally advanced nasopharyngeal cancer. Clin Cancer Res, 2021, 27 (15): 4186-4194.

[53] KIYOTA N, TAHARA M, MIZUSAWA J, et al. Weekly cisplatin plus radiation for postoperative head and neck cancer (JCOG1008): a multicenter, noninferiority, phase Ⅱ/ Ⅲ randomized controlled trial. J Clin Oncol, 2022, 40 (18): 1980-1990.

[54] LEE AW, TUNG SY, NGAN RK, et al. Factors contributing to the efficacy of concurrent-adjuvant chemotherapy for locoregionally advanced nasopharyngeal carcinoma: combined analyses of NPC-9901 and NPC-9902 trials. Eur J Cancer, 2011, 47 (5): 656-666.

[55] PENG H, CHEN L, ZHANG Y, et al. Prognostic value of the cumulative cisplatin dose during concurrent chemoradiotherapy in locoregionally advanced nasopharyngeal carcinoma: a secondary analysis of a prospective phase Ⅲ clinical trial. Oncologist, 2016, 21 (11): 1369-1376.

[56] NG WT, TUNG SY, LEE V, et al. Concurrent-adjuvant chemoradiation therapy for stage Ⅲ - ⅣB nasopharyngeal carcinoma-exploration for achieving optimal 10-year therapeutic ratio. Int J Radiat Oncol Biol Phys, 2018, 101 (5):

1078-1086.

[57] LI XY, LUO DH, GUO L, et al. Deintensified chemoradiotherapy for pretreatment Epstein-Barr virus DNA-selected low-risk locoregionally advanced nasopharyngeal carcinoma: a phase Ⅱ randomized noninferiority trial. J Clin Oncol, 2022, 40 (11): 1163-1173.

[58] HUANG PY, ZENG Q, CAO KJ, et al. Ten-year outcomes of a randomised trial for locoregionally advanced nasopharyngeal carcinoma: a single-institution experience from an endemic area. Eur J Cancer, 2015, 51 (13): 1760-1770.

[59] TANG QN, LIU LT, QI B, et al. Effect of concurrent chemoradiotherapy with nedaplatin vs. cisplatin on the long-term outcomes of survival and toxic effects among patients with stage Ⅱ to ⅣB nasopharyngeal carcinoma: a 5-year follow-up secondary analysis of a randomized clinical trial. JAMA Netw Open, 2021, 4 (12): e2138470.

[60] CHITAPANARUX I, LORVIDHAYA V, KAMNERDSUPAPHON P, et al. Chemoradiation comparing cisplatin versus carboplatin in locally advanced nasopharyngeal cancer: randomised, non-inferiority, open trial. Eur J Cancer, 2007, 43 (9): 1399-1406.

[61] CHITAPANARUX I, KITTICHEST R, TUNGKASAMIT T, et al. Two-year outcome of concurrent chemoradiation with carboplatin with or without adjuvant carboplatin/fluorouracil in nasopharyngeal cancer: a multicenter randomized trial. Curr Probl Cancer, 2021, 45 (1): 100620.

[62] XU C, ZHOU GQ, LI WF, et al. Nivolumab combined with induction chemotherapy and radiotherapy in nasopharyngeal carcinoma: a multicenter phase 2 PLATINUM trial. Cancer Cell, 2025, 43 (5): 925-936.

6 转移性鼻咽癌的治疗

分层	Ⅰ级推荐	Ⅱ级推荐	Ⅲ级推荐
一线治疗	吉西他滨＋顺铂＋卡瑞利珠单抗[1]［1A 类］ 吉西他滨＋顺铂＋特瑞普利单抗[2-3]［1A 类］ 吉西他滨＋顺铂＋替雷利珠单抗[4]［1A 类］ 吉西他滨＋顺铂＋塔戈利单抗[5]［1A 类］ 吉西他滨＋顺铂[6-7]［1A 类］	紫杉醇或白蛋白结合型紫杉醇＋顺铂＋卡培他滨[8-9]［1B 类］ 5-FU+顺铂+局部放疗[10]［1A 类］* 顺铂 / 卡铂 +5-FU+ 顺铂 / 卡铂[11-12]［2A 类］ 多西他赛＋顺铂[13]［2A 类］ 紫杉醇＋卡铂[14]［2A 类］ 卡培他滨＋顺铂[15]［2A 类］ 白蛋白结合型紫杉醇＋顺铂[16]［2A 类］	吉西他滨＋顺铂＋恩度[17]［2B 类］
二线治疗	单药化疗 卡培他滨[18-19]［2A 类］ 或多西他赛[20]［2A 类］ 或吉西他滨[21]［2A 类］ （如一线未接受同一药物之一） 鼓励患者参加临床试验	吉西他滨＋长春瑞滨[22-23]［2A 类］ 伊立替康[24]［2A 类］ （如一线未接受同一药物）	卡瑞利珠单抗[25]［2B 类］ 特瑞普利单抗[26]［2B 类］ 纳武利尤单抗[27]［2B 类］ 帕博利珠单抗[28-29]［2A 类］ （如一线未接受 PD-1/PD-L1 抑制剂）

分层	Ⅰ级推荐	Ⅱ级推荐	Ⅲ级推荐
三线及以上治疗	特瑞普利单抗[26] [2A 类] 卡瑞利珠单抗[30] [2A 类] 派安普利单抗[31] [2A 类] 塔戈利单抗[32] [2A 类] （如既往未接受 PD-1/PD-L1 抑制剂） 卡培他滨[18, 19] [2A 类] 或多西他赛[20] [2A 类] 或吉西他滨[21] [2A 类] （如前线未接受同一药物之一） 鼓励患者参加临床试验	吉西他滨+长春瑞滨[22, 23] [2A 类] 伊立替康[24] [2A 类] （如前线未接受同一药物之一）	纳武利尤单抗[27] [2B 类] 帕博利珠单抗[28, 29] [2A 类] 卡度尼利单抗[33] [2B 类] （如既往未接受 PD-1/PD-L1 抑制剂） 安罗替尼[34] [2B 类]

注：该推荐仅基于正式发表的研究和国家药品监督管理局批准的适应证。

可手术或局部放疗的复发性鼻咽癌参照复发性鼻咽癌部分。

*. 仅限于 3 疗程化疗后获得部分缓解或者完全缓解的初诊转移性鼻咽癌患者。

【注释】

复发或转移性鼻咽癌（recurrent or metastatic nasopharyngeal carcinoma，RM-NPC）是一组具有异质性的疾病，通常可分为三种类型：初诊时即存在远处转移（*de novo* metastasis）、根治性放疗后出现局部区域复发（locoreginal recurrence）和根治性放疗后出现局部区域复发伴远处转移（locoreginal recurrence with distant metastasis）[35]。鉴于此，强烈建议在制订治疗方案前进行全面再分期评估，包括对鼻咽和颈部进行增强磁共振成像，以及全身 PET/CT 或相应部位增强 CT 扫描和 / 或全身骨扫描来明确局部复发、全身转移状态。对于仅局部区域复发的鼻咽癌患者，经过严格筛选后，可考虑进行挽救性外科治疗或再次放疗，具体的患者选择和治疗方案可参照复发性鼻咽癌的治疗章节。

值得注意的是，大部分复发性鼻咽癌并不适合局部治疗。对于这些患者及存在远处转移的鼻咽癌患者，主要的治疗策略依然是姑息性化疗和 / 或免疫治疗

常见复发转移性鼻咽癌一线治疗方案

化疗方案	剂量	用药时间	时间及疗程
顺铂 + 吉西他滨 + 卡瑞利珠单抗	卡瑞利珠单抗 200mg	第 1 天	21d 为一个疗程，持续维持至疾病进展或者不良反应不可耐受
	顺铂 $80mg/m^2$	第 1 天	21d 为一个疗程，4~6 疗程
	吉西他滨 $1\,000mg/m^2$	第 1、8 天	21d 为一个疗程，4~6 疗程

化疗方案	剂量	用药时间	时间及疗程
顺铂 + 吉西他滨 + 特瑞普利单抗	特瑞普利单抗 240mg	第 1 天	21d 为一个疗程，持续维持至疾病进展或者不良反应不可耐受
	顺铂 80mg/m^2	第 1 天	21d 为一个疗程，最多 6 疗程
	吉西他滨 1 000mg/m^2	第 1、8 天	21d 为一个疗程，最多 6 疗程
顺铂 + 吉西他滨 + 替雷利珠单抗	替雷利珠单抗 200mg	第 1 天	21d 为一个疗程，持续维持至疾病进展或者不良反应不可耐受
	顺铂 80mg/m^2	第 1 天	21d 为一个疗程，最多 6 疗程
	吉西他滨 1 000mg/m^2	第 1、8 天	21d 为一个疗程，最多 6 疗程
塔戈利单抗 + 顺铂 + 吉西他滨	塔戈利单抗 1200mg	第 1 天	21d 为一个疗程，持续维持至疾病进展或者不良反应不可耐受
	顺铂 80mg/m^2	第 1 天	21d 为一个疗程，最多 6 疗程
	吉西他滨 1 000mg/m^2	第 1、8 天	21d 为一个疗程，最多 6 疗程

常见复发转移性鼻咽癌一线治疗方案（续）

化疗方案	剂量	用药时间	时间及疗程
顺铂 + 吉西他滨	顺铂 80mg/m^2	第 1 天	21d 为一个疗程，4~6 疗程
	吉西他滨 1 000mg/m^2	第 1、8 天	
顺铂 +5-FU	顺铂 80mg/m^2	第 1 天	21d 为一个疗程，4~6 疗程
	5-FU 1000mg/m^2	第 1~4 天	
顺铂 + 紫杉醇 + 卡培他滨	顺铂 75mg/m^2	第 1 天	21d 为一个疗程，4~6 疗程
	紫杉醇 175mg/m^2	第 1 天	21d 为一个疗程，4~6 疗程
	卡培他滨 1 000mg/m^2	第 1~14 天	21d 为一个疗程，持续维持至疾病进展或者不良反应不可耐受
	顺铂 60mg/m^2	第 1 天	21d 为一个疗程，最多 6 个疗程
	白蛋白结合型紫杉醇 200mg/m^2	第 1 天	21d 为一个疗程，最多 6 个疗程
	卡培他滨 1 000mg/m^2	第 1~14 天	21d 为一个疗程，最多 6 个疗程

常见复发转移性鼻咽癌一线治疗方案（续）

化疗方案	剂量	用药时间	时间及疗程
顺铂 + 多西他赛	顺铂 75mg/m^2	第 1 天	21d 为一个疗程，4~6 疗程
	多西他赛 75mg/m^2	第 1 天	
顺铂 + 多西他赛	顺铂 70mg/m^2	第 1 天	21d 为一个疗程，4~6 疗程
	多西他赛 35mg/m^2	第 1、8 天	
卡铂 + 紫杉醇	卡铂 AUC 5	第 1 天	21d 为一个疗程，4~6 疗程
	紫杉醇 175mg/m^2	第 1 天	
顺铂 + 白蛋白结合型紫杉醇	顺铂 75mg/m^2	第 1 天	21d 为一个疗程，4~6 疗程
	白蛋白结合型紫杉醇 100mg/m^2	第 1、8、15 天	
顺铂 + 白蛋白结合型紫杉醇	顺铂 75mg/m^2	第 1 天	21d 为一个疗程，4~6 疗程
	白蛋白结合型紫杉醇 140mg/m^2	第 1、8 天	

常见复发转移性鼻咽癌一线治疗方案（续）

化疗方案	剂量	用药时间	时间及疗程
顺铂 + 白蛋白结合型紫杉醇	顺铂 75mg/m^2	第 1 天	21d 为一个疗程，4~6 疗程
	白蛋白结合型紫杉醇 260mg/m^2	第 1 天	
顺铂 + 卡培他滨	顺铂 80~100mg/m^2	第 1 天	21d 为一个疗程，4~6 疗程
	卡培他滨 1 000mg/m^2	第 1~14 天	持续维持至疾病进展或不良反应不可耐受
顺铂 + 吉西他滨 + 恩度	顺铂 80mg/m^2	第 1 天	21d 为一个疗程，最多 4 疗程
	吉西他滨 1 000mg/m^2	第 1、8 天	21d 为一个疗程，最多 4 疗程
	恩度 15mg	第 1~14 天	21d 为一个疗程，最多 4 疗程

吉西他滨联合顺铂是一线治疗的优选化疗方案，推荐依据全球首个针对 RM-NPC 领域的Ⅲ期临床试验（GEMM20110714）的研究结果。2016 年，GEM20110714 研究首次证实，在 RM-NPC 的一线治疗中，吉西他滨联合顺铂（GP 方案，吉西他滨 1g/m^2，d1、d8；顺铂 80mg/m^2；每 3 周一次，最多 6 疗程）相较于氟尿嘧啶联合顺铂（FP 方案，顺铂 80mg/m^2；5-FU 1g/m^2，d1~4；每 3 周一次，最多 6 疗程）展现更优的疗效[6]。例如，在主要终点无进展生存期（PFS）上，GP 组的 PFS 中位数为 7.0 个月（4.4~9.9 个月），FP 组的 PFS 中位数为 5.6 个月（3.0~7.0 个月），两者差异具有统计学意义和临

床意义（*HR*=0.55，95% *CI* 0.44~0.68；*P*<0.000 1）。次要终点总生存期（OS）和客观缓解率（ORR）方面，GP 组同样优于 FP 组（OS 中位数：29.1 个月 vs. 20.9 个月；ORR：64% vs. 42%）。尽管 GP 和 FP 组的不良反应谱有所区别，但总体安全性均可控。最终 OS 分析显示：相比于 FP 组，GP 组的 5 年生存率提高了 1.5 倍（从 7.8% 提高到 19.2%），整体死亡风险降低了 28%[7]。OS 中位数分别为 22 个月（GP 组）和 19 个月（FP 组）。GP 方案相比 FP 方案具有更高的效益 - 成本比[36]。该试验具有里程碑式的意义，是首个明确显示 OS 获益的研究，并确立了 GP 方案在晚期鼻咽癌一线治疗中的核心地位。此后，多项研究探索了以 GP 为基础的一线联合治疗方案。其中，GP 联合 PD-1 单抗方案已先后被证实可以进一步改善患者的 PFS[37]：JUPITER-02 研究发现，与化疗（GP）联合安慰剂相比，特瑞普利单抗联合 GP 显著延长了 PFS（中位数：11.7 个月 vs. 8.0 个月，*HR*=0.52）[2]；CAPTAIN-1ST 研究发现，卡瑞利珠单抗联合 GP 显著延长了 PFS（中位数：10.8 个月 vs. 6.9 个月，*HR*=0.51）[1]；RATIONALE 309 研究发现，相比 GP，替雷利珠单抗联合 GP 的 PFS 中位数显著延长（9.2 个月 vs. 7.4 个月，*HR*=0.52）[4]；KL167- Ⅲ -08 研究发现，随访至中位数 11.7 个月时，与安慰剂联合 GP 组相比，塔戈利单抗联合 GP 组具有更长的 PFS（未达到 vs 7.9 个月，*HR*=0.47）[5]。基于此，国家药品监督管理局（NMPA）分别批准了特瑞普利单抗联合 GP、卡瑞利珠单抗联合 GP、替雷利珠单抗联合 GP 和塔戈利单抗联合 GP 一线治疗 RM-NPC 的适应证。JUPITER-02 研究还报道了次要终点 OS 的结果[3]：相比于安慰剂组，特瑞普利单抗组的死亡风险降低了 37%［中位数：未达到 vs. 33.7 个月，*HR*=0.63（95% *CI* 0.45~0.89）］。更新的 PFS 结果显示：化疗联合特瑞普利单抗组的 PFS 中位数为 21.4 个月，化疗联合安慰剂组的 PFS 中位数为 8.2 个月，两组差异有统计学意义（*HR*=0.52）。此外，单臂Ⅱ期研究报道了 GP 联合重组人血管内皮抑制素（恩度）一线治疗 RM-NPC 的安全性和抗肿瘤活

性，28 例患者的 ORR 为 85.7%，PFS 中位数为 19.4 个月[17]。一线化疗联合抗 EGFR 单抗也有一些早期数据：一项回顾性研究发现 GP 联合抗 EGFR 单抗一线治疗 RM-NPC，PFS 中位数为 10.3 个月，ORR 为 67.9%，OS 中位数为 42.8 个月[38-39]。

此外，铂类联合紫杉醇或多西他赛也是一线化疗的常用选择，而含铂三药方案尽管在客观有效率及短期疗效上表现较好，但并未显示总生存获益[13-14，40-42]。一项Ⅰ/Ⅱ期研究表明，白蛋白结合型紫杉醇联合顺铂方案对 RM-NPC 有较高的有效率，安全性尚可[16]。研究发现，白蛋白结合型紫杉醇单周（100mg/m^2，d1、d8、d15，3 周 1 疗程）、双周（140mg/m^2，d1、d8，3 周 1 疗程）和三周（260mg/m^2，d1，3 周 1 疗程）方案的安全性与疗效差异无统计学意义。Ⅱ期随机对照研究显示，在一线紫杉醇联合卡铂基础上（n=43），增加贝伐珠单抗（n=43）并不能延长 PFS（中位数：7.5 个月 vs. 6.5 个月，P=0.148）和 OS（中位数：21.0 个月 vs. 24.7 个月，P=0.105）[43]。在维持化疗方面，一项小样本Ⅲ期随机对照试验发现，一线接受紫杉醇、顺铂和卡培他滨三药化疗 4~6 个疗程并达到疾病控制的转移性鼻咽癌患者，接受卡培他滨维持化疗（n=52），其 PFS 显著长于不接受维持治疗者（n=52）(中位数：35.9 个月 vs. 8.2 个月，HR=0.44)。初步 OS 分析显示维持治疗组具有 OS 获益的趋势（中位数：未达到 vs. 41.5 个月；HR=0.59，95% CI 0.30~1.16）[8]。在此基础上，一项小样本随机对照研究显示，在复发或转移性鼻咽癌一线治疗上，白蛋白结合型紫杉醇联合顺铂、卡培他滨（n=41）对比吉西他滨联合顺铂（n=40）带来更长的 PFS（中位数：11.3 个月 vs. 7.7 个月，P=0.002）[9]。另一项小样本随机对照Ⅱ期临床研究发现，一线化疗后 S-1 维持组相比不维持组 PFS 得到显著延长（中位数：16.9 个月 vs. 9.3 个月，P<0.001）和 OS（33.6 个月 vs. 20.0 个月，P<0.001）[44]。然而，一线诱导治疗后维持治疗的价值和意义需要在免疫一线治疗的背景下，以及设计良好、大样本量的Ⅲ期临床研究中进

一步评估。

对于一线化疗反应良好的患者，局部区域放疗（LRRT）可能有助于改善初诊转移性鼻咽癌患者的预后。一项Ⅲ期随机对照试验评估了在初诊转移性鼻咽癌患者一线化疗基础上加入 LRRT 的疗效和安全性，研究纳入在 3 个周期的 PF（顺铂和氟尿嘧啶）治疗后达到部分缓解（PR）或完全缓解（CR）的患者，继续给予 3 个周期的 PF 方案化疗，随后随机进入 LRRT 治疗或者观察等待[10]。研究结果显示额外的 LRRT 将进展和 / 或死亡风险降低了 64%（*HR*=0.36；95% *CI* 0.23~0.57），将死亡风险降低了 58%（*HR*=0.42；95% *CI* 0.23~0.77；*P*=0.004）。该研究为局部放疗在初诊转移性鼻咽癌中的应用提供了一定的依据，但在吉西他滨联合顺铂及 PD-1 单抗的标准一线化疗时代，局部放疗的意义还需要额外的Ⅲ期随机对照研究来验证。一项回顾性研究的结果提示，对于初诊转移晚期鼻咽癌，姑息性化疗联合免疫治疗后序贯局部区域放疗可提高 PFS[45]。此外，单臂Ⅱ期临床试验探索了一线化疗序贯放疗及特瑞普利单抗用于治疗初诊转移性鼻咽癌的疗效及安全性[46]，该研究入组了已接受 3 个疗程 FP 方案化疗并获得缓解的初诊转移性鼻咽癌患者，随后接受同步放化疗（同期 3 个疗程 FP 方案）联合特瑞普利单抗。结果显示，22 例入组患者的 ORR 为 81.8%，3 年无进展生存（PFS）率为 44.9%。

对于一线含铂方案治疗失败的患者，目前尚无优选的挽救治疗方案，建议鼓励患者参加设计良好的临床试验。常规治疗策略包括选择一线未使用的单药化疗，如卡培他滨[18, 19]、多西他赛[20]、吉西他滨[21]、长春瑞滨联合吉西他滨[22, 23]、伊立替康[24]等。抗 PD-1 单抗在二线或多线治疗中也显示一定的挽救治疗价值，单药有效率为 20%~30%[25-28, 30, 37, 47]。但在二线治疗方面，两项随机对照试验均显示单药 PD-1 单抗相较于研究者选择的化疗方案并没有改善患者临床结局，虽然安全性上更有优势。KEYNOTE-122 研究显示，帕博利珠单抗组（*n*=117）的 OS 中位数为 17.2 个月，化疗组（*n*=116）的

OS 中位数为 15.3 个月，两组间的差异无统计学意义（*P*=0.226 2）[29]。另外一项Ⅱ期随机对照研究（NCT02605967）发现：相比于化疗（*n*=40），PD-1 单抗 spartalizumab（*n*=82）同样不能改善患者 PFS（中位数：1.9 个月 vs. 6.6 个月，*P*=0.915）；spartalizumab 在次要终点方面也未见获益（ORR：17.1% vs. 35.0%；OS 中位数：25.2 个月 vs. 15.5 个月；*P*=0.138）[40]。基于此，本指南在二线Ⅰ级推荐上仍保留为单药化疗。但对于不能耐受化疗或者拒绝化疗的患者，PD-1 单抗也是可选的治疗方案。对于一线含铂化疗失败的患者，抗血管生成药物也具有一定的活性。一项小样本Ⅱ期单臂临床试验显示，一线化疗失败的 RM-NPC 患者（*n*=64）接受阿帕替尼（500mg，每日 1 次）联合卡培他滨（1 000mg/m^2，每日 2 次，d1~14，每 3 周 1 次）后，ORR 为 39.1%（95% *CI* 27.1%~52.1%），PFS 中位数为 7.5 个月（95% *CI* 5.0~10.0 个月），OS 中位数为 15.7 个月（95% *CI* 11.3~20.1 个月），36 例（56.3%）患者出现了 3~4 级毒性反应[48]。考虑到卡培他滨和阿帕替尼在不良反应谱中存在叠加的问题，后续仍需要探索该方案的生存获益及安全性。另一项免疫联合抗血管生成药物的Ⅱ期研究发现，卡瑞利珠单抗联合阿帕替尼（250mg，q.d.）治疗一线化疗失败后的 RM-NPC 患者（*n*=58），有效率为 65.5%（95% *CI* 51.9%~77.5%），PFS 中位数为 10.4 个月（95% *CI* 7.2~13.6 个月）[49]。值得注意的是，这项研究入组了接近一半的仅局部区域复发的患者，部分解释了其 PFS 数据相较于历史数据更好的现象。在该研究中，27.5% 的患者因不可耐受的不良反应而停用阿帕替尼，其中最常见的原因是鼻咽坏死，且存在鼻咽复发病灶和鼻咽再次放疗的患者出现鼻咽坏死的风险显著增加。一项Ⅱ期临床试验评估了卡瑞利珠单抗联合阿帕替尼在铂类耐药（第一组，NCT04547088）和 PD-1 抑制剂耐药（第二组，NCT04548271）的 RM-NPC 患者中的安全性和疗效[50]；研究的主要终点为 ORR。第一组的 ORR 为 65%（95% *CI* 49.6%~80.4%，*n*=40），在第二组中 ORR 为 34.3%（95% *CI* 17.0%~51.8%，*n*=32）。

47 例（65.3%）患者报告了 3 级及以上治疗相关不良事件。一项小样本单臂研究入组了既往 PD-1 免疫治疗失败的 RM-NPC 患者给予卡瑞利珠单抗联合法米替尼治疗（*n*=18），结果显示，ORR 为 33.3%（90% *CI* 15.6%~55.4%），PFS 中位数为 7.2 个月（90% *CI* 4.4~13.3 个月）[51]。8 例（44.4%）患者报告了 3 级及以上治疗相关不良事件，4 例患者发展为 3 级及以上鼻咽坏死；其中 2 例患者出现 3~4 级鼻咽出血。此外，一项Ⅱ期单臂研究探索了信迪利单抗联合贝伐珠单抗（7.5mg/kg，i.v.gtt.，每 3 周 1 次）治疗至少经过一线化疗的 RM-NPC 患者（*n*=33），结果显示，ORR 为 54.5%，3 级及以上鼻咽坏死发生率为 9.1%[52]。Ⅱ期随机对照研究结果显示，对于既往铂类治疗耐药的复发或转移性鼻咽癌，在帕博利珠单抗基础上联合贝伐珠单抗，可显著提高客观缓解率（58·3% vs. 12.5%；*P*=0.001 0）和 PFS（中位数：13.8 个月 vs. 1.6 个月），但三级以上治疗相关不良事件（29% vs. 8%）和出血事件（17% vs. 0）明显增加[53]。这些结果提示对于鼻咽部病灶残留或复发的 RM-NPC 患者，抗血管生成药物的应用应格外谨慎。考虑到联合治疗带来额外经济成本和临床毒性，在Ⅲ期确认性研究证实以二线免疫药物或抗血管生成药物为基础的联合治疗方案可给患者带来生存获益之前，本次指南更新暂不将这些联合治疗方案作为二线或二线以上的治疗选择建议。对于一线免疫治疗耐药的 RM-NPC，一项Ⅱ期单臂研究探索了卡度尼利联合 TPC 化疗方案（白蛋白结合型紫杉醇、顺铂 / 洛铂和卡培他滨）的疗效及安全性（*n*=25），结果显示 ORR 为 68%，PFS 中位数为 10.6 个月（95% *CI* 5.2~16.0 个月），3 级及以上治疗相关不良事件发生率为 48%[54]。

RM-NPC 三线或三线以上的优选治疗方案为 PD-1 单抗单药。4 项注册研究显示 PD-1 单抗单药在既往 ≥ 2 线化疗失败患者中具有一定疗效：POLARIS-02 研究显示，特瑞普利单抗治疗（*n*=92）ORR 为 23.9%，PFS 中位数和 OS 中位数分别为 2 个月和 15.1 个月[26]；CAPTAIN 研究显示，使用卡瑞利珠单抗治疗的患者（*n*=156）获得了28.2%的ORR，PFS中位数和OS中位数分别为3.7个月和17.1个月[30]；一项Ⅱ期单臂研究显示，对于既往两线或两线以上治疗失败的患者，派安普利单抗治疗（*n*=130）的ORR为28.0%，患者的PFS中位数和OS中位数分别为3.6个月和22.8个月[31]。塔戈利单抗用于RM-NPC三线或三线以上，ORR为26.5%，PFS中位数为2.8个月，OS中位数为16.2个月[32]。基于以上研究，NMPA分别批准了特瑞普利单抗、卡瑞利珠单抗、派安普利单抗和塔戈利单抗用于既往接受过二线及以上系统治疗失败的RM-NPC患者的治疗。双特异性抗PD-1/CTLA-4抗体卡度尼利单抗在既往经过两线化疗失败且未接受免疫治疗的RM-NPC患者中也显示出有效的信号：23例可评估患者中，ORR为26.1%（95% *CI* 10.2%~48.4%）[33]。另一项针对EB病毒阳性RM-NPC患者的单臂Ⅱ期临床试验评估了纳武利尤单抗联合伊匹木单抗治疗既往化疗失败患者的疗效：研究的主要终点最佳总响应率（BOR）未达到预设水平[55]。BOR为38%，PFS中位数和OS中位数分别为5.3个月和19.5个月。抗血管生成药物方面，一项Ⅱ期临床试验评估了安罗替尼作为单药治疗在多次治疗失败的RM-NPC患者中的疗效和安全性（*n*=39）[34]。研究结果显示，ORR为20.5%，PFS中位数为5.7个月。一项Ⅱb/Ⅲ期随机对照研究评估了靶向EGFR的抗体药物偶联物（ADC）MRG003对比传统化疗在既往接受至少两线化疗失败的RM-NPC患者中的疗效与安全性。结果显示，MRG003组的ORR显著高于对照组（30.2% vs. 11.5%），PFS中位数分别为5.8个月和2.8个月（*HR*=0.63，95% *CI* 0.43~0.91），≥3级治疗相关不良事件的发生率分别为45.3%与50.6%[56]。目前MRG003已提交上市申请，适应证为既往经至少二线系统化疗和PD-1/程序性死亡受体配体1（programmed death-ligand 1，PD-L1）抑制剂治疗失败的RM-NPC患者。

综上所述，RM-NPC一线标准治疗为吉西他滨+顺铂+PD-1/PD-L1单抗。对于一线GP+PD-1/

PD-L1 免疫治疗的患者，化疗后未进展者建议予 PD-1/PD-L1 单抗单药维持至出现不可耐受不良反应、疾病进展或满 2 年，不建议联合或单用化疗药物进行维持治疗。一线单纯化疗者，部分患者可考虑使用副作用较小的口服氟尿嘧啶类药物（如卡培他滨、S-1 等）进行维持。对于初诊转移患者，在一线姑息治疗有效的情况下，部分患者可从鼻咽 + 区域淋巴结放疗中获益。一线含铂化疗失败以后（二线及二线以上），暂无高级别循证学证据提供优选方案，二线可推荐单药化疗，对于三线治疗，如既往未接受 PD-1/PD-L1 抑制剂，三线可考虑 PD-1/PD-L1 免疫治疗。如既往已接受 PD-1/PD-L1 抑制剂，三线可考虑前线尚未使用的单药化疗。建议一线治疗失败后的患者参加新方案临床研究。

参考文献

[1] YANG Y, QU S, LI J, et al. Camrelizumab versus placebo in combination with gemcitabine and cisplatin as first-line treatment for recurrent or metastatic nasopharyngeal carcinoma (CAPTAIN-1st): a multicentre, randomised, double-blind, phase 3 trial. Lancet Oncol, 2021, 22 (8): 1162-1174.

[2] MAI HQ, CHEN QY, CHEN D, et al. Toripalimab or placebo plus chemotherapy as first-line treatment in advanced nasopharyngeal carcinoma: a multicenter randomized phase 3 trial. Nat Med, 2021, 27 (9): 1536-1543.

[3] MAI HQ, CHEN QY, CHEN D, et al. Toripalimab plus chemotherapy for recurrent or metastatic nasopharyngeal carcinoma: the JUPITER-02 randomized clinical trial. JAMA, 2023, 330 (20): 1961-1970.

[4] YANG Y, PAN J, WANG H, et al. Tislelizumab plus chemotherapy as first-line treatment for recurrent or metastatic nasopharyngeal cancer: a multicenter phase 3 trial (RATIONALE-309). Cancer Cell, 2023, 41 (6): 1061-1072.

[5] SHI Y, MAI H, CHEN C, et al. Tagitanlimab versus placebo in combination with gemcitabine and cisplatin as first-

line treatment for recurrent or metastatic nasopharyngeal carcinoma (R/M NPC): results from a randomized, double-blind, phase 3 study. J Clin Oncol, 2025, 43 (16_suppl): 6004.

[6] ZHANG L, HUANG Y, HONG S, et al. Gemcitabine plus cisplatin versus fluorouracil plus cisplatin in recurrent or metastatic nasopharyngeal carcinoma: a multicentre, randomised, open-label, phase 3 trial. Lancet, 2016, 388 (10054): 1883-1892.

[7] HONG S, ZHANG Y, YU G, et al. Gemcitabine plus cisplatin versus fluorouracil plus cisplatin as first-line therapy for recurrent or metastatic nasopharyngeal carcinoma: final overall survival analysis of GEM20110714 phase Ⅲ study. J Clin Oncol, 2021, 39 (29): 3273-3282.

[8] LIU GY, LI WZ, WANG DS, et al. Effect of capecitabine maintenance therapy plus best supportive care vs best supportive care alone on progression-free survival among patients with newly diagnosed metastatic nasopharyngeal carcinoma who had received induction chemotherapy: a phase 3 randomized clinical trial. JAMA Oncol, 2022, 8 (4): 553-561.

[9] LIU GY, YE YF, JIANG YF, et al. Nab-paclitaxel, cisplatin, and capecitabine versus cisplatin and gemcitabine as first line chemotherapy in patients with recurrent or metastatic nasopharyngeal carcinoma: randomised phase 3 clinical trial. BMJ, 2024, 385: e077890.

[10] YOU R, LIU YP, HUANG PY, et al. Efficacy and safety of locoregional radiotherapy with chemotherapy vs chemotherapy alone in *de novo* metastatic nasopharyngeal carcinoma: a multicenter phase 3 randomized clinical trial. JAMA Oncol, 2020, 6 (9): 1345-1352.

[11] AU E, ANG PT. A phase Ⅱ trial of 5-fluorouracil and cisplatinum in recurrent or metastatic nasopharyngeal carcinoma. Ann Oncol, 1994, 5 (1): 87-89.

[12] YEO W, LEUNG TW, LEUNG SF, et al. Phase Ⅱ study of the combination of carboplatin and 5-fluorouracil in metastatic nasopharyngeal carcinoma. Cancer Chemother Pharmacol, 1996, 38 (5): 466-470.

[13] JI JH; KOREAN CANCER STUDY GROUP (KCSG); YUN T, KIM SB, KANG JH, et al. A prospective multicentre phase Ⅱ study of cisplatin and weekly docetaxel as first-line treatment for recurrent or metastatic nasopharyngeal cancer (KCSG HN07-01). Eur J Cancer, 2012, 48 (17): 3198-3204.
[14] TAN EH, KHOO KS, WEE J, et al. Phase Ⅱ trial of a paclitaxel and carboplatin combination in asian patients with metastatic nasopharyngeal carcinoma. Ann Oncol, 1999, 10 (2): 235-237.
[15] LI YH, WANG FH, JIANG WQ, et al. Phase Ⅱ study of capecitabine and cisplatin combination as first-line chemotherapy in Chinese patients with metastatic nasopharyngeal carcinoma. Cancer Chemother Pharmacol, 2008, 62 (3): 539-544.
[16] HUANG Y, LIANG W, YANG Y, et al. Phase Ⅰ/Ⅱ dose-finding study of nanoparticle albumin-bound paclitaxel (nab®-Paclitaxel) plus cisplatin as treatment for metastatic nasopharyngeal carcinoma. BMC Cancer, 2016, 16: 464.
[17] JIN T, LI B, CHEN XZ. A phase Ⅱ trial of endostar combined with gemcitabine and cisplatin chemotherapy in patients with metastatic nasopharyngeal carcinoma (NCT01612286). Oncol Res, 2013, 21 (6): 317-323.
[18] CHUA DT, SHAM JS, AU GK. A phase Ⅱ study of capecitabine in patients with recurrent and metastatic nasopharyngeal carcinoma pretreated with platinum-based chemotherapy. Oral Oncol, 2003, 39 (4): 361-366.
[19] CIULEANU E, IRIMIE A, CIULEANU TE, et al. Capecitabine as salvage treatment in relapsed nasopharyngeal carcinoma: a phase Ⅱ study. J BUON, 2008, 13 (1): 37-42.
[20] NGEOW J, LIM WT, LEONG SS, et al. Docetaxel is effective in heavily pretreated patients with disseminated nasopharyngeal carcinoma. Ann Oncol, 2011, 22 (3): 718-722.
[21] ZHANG L, ZHANG Y, HUANG PY, et al. Phase Ⅱ clinical study of gemcitabine in the treatment of patients with advanced nasopharyngeal carcinoma after the failure of platinum-based chemotherapy. Cancer Chemother Pharmacol, 2008, 61 (1): 33-38.
[22] WANG CC, CHANG JY, LIU TW, et al. Phase Ⅱ study of gemcitabine plus vinorelbine in the treatment of cisplatin-

resistant nasopharyngeal carcinoma. Head Neck, 2006, 28 (1): 74-80.
[23] CHEN C, WANG FH, WANG ZQ, et al. Salvage gemcitabine-vinorelbine chemotherapy in patients with metastatic nasopharyngeal carcinoma pretreated with platinum-based chemotherapy. Oral Oncol, 2012, 48 (11): 1146-1151.
[24] POON D, CHOWBAY B, CHEUNG YB, et al. Phase Ⅱ study of irinotecan (CPT-11) as salvage therapy for advanced nasopharyngeal carcinoma. Cancer, 2005, 103 (3): 576-581.
[25] FANG W, YANG Y, MA Y, et al. Camrelizumab (SHR-1210) alone or in combination with gemcitabine plus cisplatin for nasopharyngeal carcinoma: results from two single-arm, phase 1 trials. Lancet Oncol, 2018, 19 (10): 1338-1350.
[26] WANG FH, WEI XL, FENG J, et al. Efficacy, safety, and correlative biomarkers of toripalimab in previously treated recurrent or metastatic nasopharyngeal carcinoma: a phase Ⅱ clinical trial (POLARIS-02). J Clin Oncol, 2021, 39 (7): 704-712.
[27] MA BBY, LIM WT, GOH BC, et al. Antitumor activity of nivolumab in recurrent and metastatic nasopharyngeal carcinoma: an international, multicenter study of the Mayo clinic phase 2 consortium (NCI-9742). J Clin Oncol, 2018, 36 (14): 1412-1418.
[28] HSU C, LEE SH, EJADI S, et al. Safety and antitumor activity of pembrolizumab in patients with programmed death-ligand 1-positive nasopharyngeal carcinoma: results of the KEYNOTE-028 study. J Clin Oncol, 2017, 35 (36): 4050-4056.
[29] CHAN ATC, LEE VHF, HONG RL, et al. Pembrolizumab monotherapy versus chemotherapy in platinum-pretreated, recurrent or metastatic nasopharyngeal cancer (KEYNOTE-122): an open-label, randomized, phase Ⅲ trial. Ann Oncol, 2023, 34 (3): 251-261.
[30] YANG Y, ZHOU T, CHEN X, et al. Efficacy, safety, and biomarker analysis of camrelizumab in previously treated recurrent or metastatic nasopharyngeal carcinoma (CAPTAIN study). J Immunother Cancer, 2021, 9 (12): e003790.
[31] CHEN X, WANG W, ZOU Q, et al. Penpulimab, an anti-PD-1 antibody, for heavily pretreated metastatic

nasopharyngeal carcinoma: a single-arm phase Ⅱ study. Signal Transduct Target Ther, 2024, 9 (1): 148.
[32] SHI Y, QIN X, PENG X, et al. Efficacy and safety of KL-A167 in previously treated recurrent or metastatic nasopharyngeal carcinoma: a multicenter, single-arm, phase 2 study. Lancet Reg Health West Pac, 2022, 31: 100617.
[33] CHEN QY, GUO SS, LUO Y, et al. Efficacy and safety of cadonilimab in previously treated recurrent or metastatic nasopharyngeal carcinoma (COMPASSION-06): a phase Ⅱ multicenter study. Oral Oncol, 2024, 151: 106723.
[34] FANG Y, SU N, ZOU Q, et al. Anlotinib as a third-line or further treatment for recurrent or metastatic nasopharyngeal carcinoma: a single-arm, phase 2 clinical trial. BMC Med, 2023, 21 (1): 423.
[35] PRAWIRA A, OOSTING SF, CHEN TW, et al. Systemic therapies for recurrent or metastatic nasopharyngeal carcinoma: a systematic review. Br J Cancer, 2017, 117 (12): 1743-1752.
[36] CHEN X, LIANG W, WAN N, et al. Cost-effectiveness analysis of gemcitabine plus cisplatin versus fluorouracil plus cisplatin for first-line treatment of recurrent or metastatic nasopharyngeal carcinoma. Oral Oncol, 2019, 94: 80-85.
[37] YU Z, HONG S, YU H, et al. Efficacy and safety of immune checkpoint inhibitors in the treatment of recurrent or metastatic nasopharyngeal carcinoma: a systematic review and meta-analysis. Chin Med J (Engl), 2024, 138 (5): 531-539.
[38] CHEN C, ZHANG X, ZHOU Y, et al. Treatment of recurrent or metastatic nasopharyngeal carcinoma by targeting the epidermal growth factor receptor combined with gemcitabine plus platinum. Cancer Manag Res, 2020, 12: 10353-10360.
[39] CHEN C, ZHOU Y, ZHANG X, et al. Anti-epidermal growth factor receptor monoclonal antibody plus palliative chemotherapy as a first-line treatment for recurrent or metastatic nasopharyngeal carcinoma. Cancer Med, 2020, 9 (5): 1721-1732.
[40] JIN Y, SHI YX, CAI XY, et al. Comparison of five cisplatin-based regimens frequently used as the first-line

protocols in metastatic nasopharyngeal carcinoma. J Cancer Res Clin Oncol, 2012, 138 (10): 1717-1725.

[41] MA SX, ZHOU T, HUANG Y, et al. The efficacy of first-line chemotherapy in recurrent or metastatic nasopharyngeal carcinoma: a systematic review and meta-analysis. Ann Transl Med, 2018, 6 (11): 201.

[42] CHEN C, WANG FH, AN X, et al. Triplet combination with paclitaxel, cisplatin and 5-FU is effective in metastatic and/or recurrent nasopharyngeal carcinoma. Cancer Chemother Pharmacol, 2013, 71 (2): 371-378.

[43] ZHOU T, YANG Y, MA S, et al. Bevacizumab versus placebo in combination with paclitaxel and carboplatin as first-line treatment for recurrent or metastatic nasopharyngeal carcinoma: a multicentre, randomised, open-label, phase Ⅱ trial. ESMO Open, 2021, 6 (6): 100313.

[44] LU Y, HUANG H, YANG H, et al. Maintenance therapy improves the survival outcomes of patients with metastatic nasopharyngeal carcinoma responding to first-line chemotherapy: a multicentre, randomized controlled clinical study. J Cancer Res Clin Oncol, 2023, 149 (8): 4327-4338.

[45] HU YJ, LU TZ, ZHANG H, et al. Locoregional radiotherapy improves survival outcomes in *de novo* metastatic nasopharyngeal carcinoma treated with chemoimmunotherapy. ESMO Open, 2023, 8 (5): 101629.

[46] CHEN SY, DUAN XT, LI HF, et al. Efficacy of sequential chemoradiotherapy combined with toripalimab in *de novo* metastatic nasopharyngeal carcinoma: a phase Ⅱ trial. Cell Rep Med, 2023, 4 (11): 101279.

[47] CHEN XZ, WANG W, ZHOU QF, et al. 804 A phase Ⅱ study of the anti-programmed cell death-1 (PD-1) antibody penpulimab in patients with metastatic nasopharyngeal carcinoma (NPC) who had progressed after two or more lines of chemotherapy. J Immunother Cancer, 2020, 8 (Suppl 3): A481

[48] TANG LQ, LI XY, LI ZM, et al. The efficacy and safety of apatinib plus capecitabine in platinum-refractory metastatic and/or recurrent nasopharyngeal carcinoma: a prospective, phase Ⅱ trial. BMC Med, 2023, 21 (1): 94.

[49] DING X, ZHANG WJ, YOU R, et al. Camrelizumab plus apatinib in patients with recurrent or metastatic nasopharyngeal carcinoma: an open-label, single-arm, phase Ⅱ study. J Clin Oncol, 2023, 41 (14): 2571-2582.

[50] YUAN L, JIA GD, LV XF, et al. Camrelizumab combined with apatinib in patients with first-line platinum-resistant or PD-1 inhibitor resistant recurrent/metastatic nasopharyngeal carcinoma: a single-arm, phase 2 trial. Nat Commun, 2023, 14 (1): 4893.

[51] DING X, HUA YJ, ZOU X, et al. Camrelizumab plus famitinib in patients with recurrent or metastatic nasopharyngeal carcinoma treated with PD-1 blockade: data from a multicohort phase 2 study. EClinicalMedicine, 2023, 61: 102043.

[52] LU N, JIANG YF, XIA WX, et al. Efficacy and safety of sintilimab plus bevacizumab in metastatic nasopharyngeal carcinoma after failure of platinum-based chemotherapy: an open-label phase 2 study. EClinicalMedicine, 2023, 62: 102136.

[53] CHONG WQ, LOW JL, TAY JK, et al. Pembrolizumab with or without bevacizumab in platinum-resistant recurrent or metastatic nasopharyngeal carcinoma: a randomised, open-label, phase 2 trial. Lancet Oncol, 2025, 26 (2): 175-186.

[54] JIANG Y, BEI W, WANG L, et al. Efficacy and safety of cadonilimab (PD-1/CTLA-4 bispecific) in combination with chemotherapy in anti-PD-1-resistant recurrent or metastatic nasopharyngeal carcinoma: a single-arm, open-label, phase 2 trial. BMC Med, 2025, 23 (1): 152.

[55] LIM DW, KAO HF, SUTEJA L, et al. Clinical efficacy and biomarker analysis of dual PD-1/CTLA-4 blockade in recurrent/metastatic EBV-associated nasopharyngeal carcinoma. Nat Commun, 2023, 14 (1): 2781.

[56] HAN F, WANG X, XIANG Y, et al. Becotatug vedotin vs. chemotherapy in pre-heavily treated advanced nasopharyngeal carcinoma: a randomized, controlled, multicenter, open-label study J Clin Oncol, 2025, 43 (17_suppl): LBA6005.

7 复发性鼻咽癌的治疗

分层 1	分层 2	Ⅰ级推荐	Ⅱ级推荐	Ⅲ级推荐
适宜手术者	鼻咽局部复发	手术[1-10]［1A 类］	再程放疗[1-5]［2A 类］ 化疗 / 免疫治疗 / 靶向治疗*［2A 类］	
	颈部复发	手术[1-2, 11]［2A 类］	放疗[1-2, 5]［2A 类］	
不适应手术者	适宜放疗者	放疗联合或不联合化疗*[4-5, 12-13]［2A 类］	放疗联合免疫治疗[14]［2A 类］ 化疗 / 免疫治疗 / 靶向治疗*［2A 类］	
	不适宜放疗者	化疗 / 免疫治疗 / 靶向治疗*［2A 类］		

注：*. 参考转移性鼻咽癌化疗 / 免疫治疗 / 靶向治疗方案。

不适宜手术定义：患者身体条件不允许、由于各种原因拒绝手术或肿瘤负荷太大无法切除。

不适宜放疗定义：预计无法从放疗中获益，综合考虑年龄、KPS、GTV 体积、复发 T 分期、是否合并区域淋巴结转移，既往放疗是否曾出现 ≥ 3 级毒性反应等因素。

【注释】

对于复发性鼻咽癌，在治疗前，强调应全面再次分期评估，包括鼻咽部病理活检、鼻咽 + 颈部 MRI 及全身的 PET/CT 评估复发或远处转移情况。

对于仅有颈部复发的鼻咽癌患者，颈部淋巴结清扫术是重要的根治性治疗手段，部分患者可以采用选择性颈部淋巴结清扫的手术方式[1-2, 11]。放疗或淋巴结清扫术后再行辅助放疗也是可选择的治疗手段[1-2]。

只有原发灶局部或区域复发的鼻咽癌患者可以选择手术或再程放疗[3-5]，再程放疗是有效的挽救性治疗手段，特别是对于复发间隔超过 1 年的患者[15]。病灶复发的时间间隔、复发病灶的位置、与邻近器官的关系、先前原发灶放疗剂量及先前放疗及化疗的敏感性均对治疗选择产生影响。再程放疗的处方剂量通常推荐（60~66）Gy/（27~33）F，当处方剂量<60Gy 时，肿瘤的局控欠佳，而当处方剂量>70Gy 时，致死性并发症的发生率显著升高[16-17]。一项多中心的随机对照研究对比了超分割调强适形放疗（IMRT）和常规分割 IMRT 治疗复发性鼻咽癌的结果。研究显示，相对于常规分割 IMRT，超分割 IMRT 将局部晚期复发鼻咽癌患者的 3 级以上严重晚期毒性发生率从 57% 降低到 34%，导致死亡的严重毒性发生率在超分割 IMRT 组也显著降低（7% vs. 24%）。此外，超分割 IMRT 相对于常规分割 IMRT 将该部分患者的 3 年 OS 率从 55.0% 提高到 74.6%，证实了对于复发性鼻咽癌患者，超分割放疗可能是一种更加高效低毒的放疗方式，为复发性鼻咽癌的放疗模式提供了一种新的选择[18]。

对于局部复发的患者，可以选择挽救性手术治疗[3-10]。其中对于高度选择性，如 $T_{1\sim2}$ 复发性鼻咽癌患者，采用挽救性外科治疗，3 年生存率可以达到 60%，而高 T 分期，手术切缘阳性，伴有淋巴结转移的患者则提示预后不良[19-20]。一项大型多中心随机对照研究（ChiCTR-TRC-11001573）头对头对比了鼻内镜手术和 IMRT 治疗可手术切除的复发性鼻咽癌的疗效及安全性，结果显示手术组患者总生存率显著高于放疗组患者，且手术组患者放疗相关并发症发生率显著降低[6]。对于不可手术的复发性鼻咽癌患者，综合考虑患者年龄是否>50 岁、KPS 是否 ≤ 70 分，GTV 体积是否>30cm^3、是否为 $rT_{3\sim4}$、是否合并区域淋巴结转移、既往放疗是否曾出现 ≥ 3 级不良反应等因素，可将患者分为高危组和低危组[5, 12]。低危组患者可从再程放疗中取得生存获益，适宜行再程放疗，而高危组无法从放疗中获益，则不推荐再程放疗[5, 12]。对于低危组患者，接受再程放疗后，仍有机会获得长时间的生存，而是否应在放疗基础上联合化疗尚无定论[3-5, 12-13]。对于再程放疗是否可联合免疫治疗，2021 年的一项研究发现，再程放疗联合免疫治疗显示了良好的肿瘤局部控制及较好的安全性，但是否能转换为患者长期生存的获益仍有待进一步的大样本随机对照临床研究予以验证[14]。再程放疗需要充分评估首程放疗的强度、病灶复发的时间间隔、正常组织的耐受情况、再次放疗剂量对治疗效果的影响，以及给患者带来可能的近期不良反应与远期不良反应问题。与 IMRT 相比，质子和重离子放疗中可进一步减少对正常组织的损伤，虽然目前尚缺乏随机对照研究，但小样本的回顾性研究提示质子和重离子放疗技术在复发与转移鼻咽癌中可能具有良好应用前景[13]。对于无法再次接受局部根治性治疗的患者，需要和转移性患者一样接受姑息性系统治疗或最佳支持治疗。

对于接受根治性治疗后局部残留的鼻咽癌患者，一项单臂的Ⅱ期临床研究显示，特瑞普利单抗联合卡培他滨治疗有着良好的疗效，ORR 可达 95.7%（95% *CI* 78.1%~99.9%），且安全性良好，最常见的 3 级不良反应为手足综合征[21]。

参考文献

[1] LANG JY, HU CS, LU TX, et al. Chinese expert consensus on diagnosis and treatment of nasopharyngeal carcinoma: evidence from current practice and future perspectives. Cancer Manag Res, 2019, 11: 6365-6376.

[2] LEE A, NG WT, CHAN J, et al. Management of locally recurrent nasopharyngeal carcinoma. Cancer Treat Rev, 2019, 79: 101890.

[3] YOU R, ZOU X, HUA YJ, et al. Salvage endoscopic nasopharyngectomy is superior to intensity-modulated radiation therapy for local recurrence of selected T1-T3 nasopharyngeal carcinoma: a case-matched comparison. Radiother Oncol, 2015, 115 (3): 399-406.

[4] YOU R, ZOU X, WANG SL, et al. New surgical staging system for patients with recurrent nasopharyngeal carcinoma based on the AJCC/UICC rTNM classification system. Eur J Cancer, 2015, 51 (13): 1771-1779.

[5] TIAN YM, TIAN YH, ZENG L, et al. Prognostic model for survival of local recurrent nasopharyngeal carcinoma with intensity-modulated radiotherapy. Br J Cancer, 2014, 110 (2): 297-303.

[6] LIU YP, WEN YH, TANG J, et al. Endoscopic surgery compared with intensity-modulated radiotherapy in resectable locally recurrent nasopharyngeal carcinoma: a multicentre, open-label, randomised, controlled, phase 3 trial. Lancet Oncol, 2021, 22 (3): 381-390.

[7] CHAN JY, TSANG RK, WEI WI. Morbidities after maxillary swing nasopharyngectomy for recurrent nasopharyngeal carcinoma. Head Neck, 2015, 37 (4): 487-492.

[8] CHEN MY, WANG SL, ZHU YL, et al. Use of a posterior pedicle nasal septum and floor mucoperiosteum flap to resurface the nasopharynx after endoscopic nasopharyngectomy for recurrent nasopharyngeal carcinoma. Head Neck,

2012, 34 (10): 1383-1388.
[9] ZOU X, HAN F, MA WJ, et al. Salvage endoscopic nasopharyngectomy and intensity-modulated radiotherapy versus conventional radiotherapy in treating locally recurrent nasopharyngeal carcinoma. Head Neck, 2015, 37 (8): 1108-1115.
[10] YU KH, LEUNG SF, TUNG SY, et al. Survival outcome of patients with nasopharyngeal carcinoma with first local failure: a study by the Hong Kong Nasopharyngeal Carcinoma Study Group. Head Neck, 2005, 27 (5): 397-405.
[11] LIU YP, LI H, YOU R, et al. Surgery for isolated regional failure in nasopharyngeal carcinoma after radiation: selective or comprehensive neck dissection. Laryngoscope, 2019, 129 (2): 387-395.
[12] LI YQ, TIAN YM, TAN SH, et al. Prognostic model for stratification of radioresistant nasopharynx carcinoma to curative salvage radiotherapy. J Clin Oncol, 2018, 36 (9): 891-899.
[13] CHEN YP, CHAN A, LE QT, et al. Nasopharyngeal carcinoma. Lancet, 2019, 394 (10192): 64-80.
[14] HUA Y, YOU R, WANG Z, et al. Toripalimab plus intensity-modulated radiotherapy for recurrent nasopharyngeal carcinoma: an open-label single-arm, phase Ⅱ trial. J Immunother Cancer, 2021, 9 (11): e003290.
[15] QIU S, LIN S, THAM IW, et al. Intensity-modulated radiation therapy in the salvage of locally recurrent nasopharyngeal carcinoma. Int J Radiat Oncol Biol Phys, 2012, 83 (2): 676-683.
[16] TIAN YM, ZHAO C, GUO Y, et al. Effect of total dose and fraction size on survival of patients with locally recurrent nasopharyngeal carcinoma treated with intensity-modulated radiotherapy: a phase 2, single-center, randomized controlled trial. Cancer, 2014, 120 (22): 3502-3509.
[17] NG WT, LEE MC, FUNG NT, et al. Dose volume effects of re-irradiation for locally recurrent nasopharyngeal carcinoma. Head Neck, 2020, 42 (2): 180-187.
[18] YOU R, LIU YP, XIE YL, et al. Hyperfractionation compared with standard fractionation in intensity-modulated radiotherapy for patients with locally advanced recurrent nasopharyngeal carcinoma: a multicentre, randomised,

open-label, phase 3 trial. Lancet, 2023, 401 (10380): 917-927.

[19] TO EW, LAI EC, CHENG JH, et al. Nasopharyngectomy for recurrent nasopharyngeal carcinoma: a review of 31 patients and prognostic factors. Laryngoscope, 2002, 112 (10): 1877-1882.

[20] HAO SP, TSANG NM, CHANG KP, et al. Nasopharyngectomy for recurrent nasopharyngeal carcinoma: a review of 53 patients and prognostic factors. Acta Otolaryngol, 2008, 128 (4): 473-481.

[21] CAO X, HUANG HY, LIANG CX, et al. Toripalimab plus capecitabine in the treatment of patients with residual nasopharyngeal carcinoma: a single-arm phase 2 trial. Nat Commun, 2024, 15 (1): 949.

8 鼻咽癌的手术治疗

基本原则

（1）目前手术治疗复发、残留鼻咽癌疗效确切

应用的理论依据：①手术直接切除放疗不敏感的病灶，避免了二次放射损伤，相关后遗症较轻；②首程放疗除杀灭可见的肿瘤原发灶和转移淋巴结外，还封闭了淋巴转移通道，因此只需要对于残留、复发性鼻咽癌原位或区域淋巴结进行切除，无须进行扩大的鼻咽原发灶与颈部淋巴结联合根治手术

（2）对于可手术切除的复发、残留鼻咽癌，首选手术治疗[1]；对于不可手术切除的复发、残留鼻咽癌，根据患者的情况，选择再程放疗或单纯药物治疗

（3）局部鼻咽手术治疗的方法包括鼻外径路开放手术（下方入路、侧方入路、前方入路）和经鼻内镜手术（内镜消融术、经鼻内镜鼻咽切除术）

常规鼻外径路手术创伤大，逐渐被经鼻内镜手术替代。此外，经鼻内镜手术中，经鼻内镜鼻咽切除术兼具外径路的根治性及内镜手术的微创性，逐渐成为主流的治疗模式

（4）区域淋巴结手术治疗的方法包括颈全清扫术、颈改良性清扫术、颈择区性清扫术、颈扩大性清扫术、内镜下颈淋巴结清扫术

各术式均有严格的手术适应证，目前临床以颈择区性清扫术使用较多

基本原则

（5）咽后淋巴结由于既往已接受过高剂量放疗，若其复发或残留灶再接受放疗，放疗后遗症严重

目前对复发或残留咽后淋巴结手术采用微创手术为主，主要术式包括经口机器人咽后淋巴结清扫术、鼻内镜辅助下经颌下 - 咽旁入路咽后淋巴结切除术[2-3]、上颌骨外翻入路咽后淋巴结切除术及内镜经口咽后淋巴结切除术。上述术式均有回顾性研究，疗效及安全性需要进一步研究验证

（6）经鼻内镜鼻咽切除术可用于鼻咽坏死的治疗

多项回顾性研究结果显示其疗效优于常规内科保守治疗[4-5]

（7）未来手术外科在鼻咽癌治疗的发展方向

①探索手术联合药物治疗的效果及具体的联合策略；②优化术式或运用新的手术技术合理拓宽可手术切除范围；③探索手术治疗应用于初诊鼻咽癌的适用范围及其初步疗效

【注释】

目前国际上并无针对复发性鼻咽癌制订专属的分期系统。临床上可借鉴中山大学肿瘤防治中心的复发性鼻咽癌外科手术分期系统[6]及复发性鼻咽癌再程放疗评分系统[7]选择治疗方案。

sⅠ～sⅡ期患者：无论鼻咽复发灶或颈部淋巴结复发灶均可采取手术治疗。对于颈部淋巴结复发患者，颈部淋巴结清扫术为目前首选的治疗方式。对于可切除的鼻咽复发灶，应首选手术外科治疗，术式推荐经鼻内镜鼻咽肿物切除术。前期一项大型回顾性病例配对研究发现，针对可手术切除的复发

性鼻咽癌，微创外科手术相对于再程调强适形放疗（IMRT）能显著提高患者的总生存率，降低患者的放疗并发症发生率，提高患者的生存质量[1]。针对复发性鼻咽癌可手术切除方式，可根据其入路分为鼻外入路开放手术和鼻内入路内镜手术。前期荟萃分析研究表明，内镜手术相比于开放手术，可获得更好的生存获益，而且内镜手术创伤更小、患者术后生活质量更高[8]。上述研究显示鼻内镜微创手术治疗可手术切除期的复发性鼻咽癌，其兼具根治和微创的特点。一项大型多中心随机对照研究（ChiCTR-TRC-11001573）头对头对比了鼻内镜手术和IMRT治疗可手术切除的复发性鼻咽癌的疗效及安全性，结果显示手术组患者总生存率显著高于放疗组患者，且手术组患者放疗相关并发症发生率显著降低[9]。近期，一项回顾性研究提示，针对可手术切除复发性鼻咽癌，经鼻内镜低温等离子肿物切除术是一项安全，有效，简单的操作，显著降低了手术难度，推广性更强[10]。然而，其疗效及安全性需要进一步验证。

s Ⅲ期患者：无论是鼻咽复发灶或颈部淋巴结复发灶，手术治疗均无法根治性切除肿瘤，再程放疗是唯一的局部根治手段。一项多中心的随机对照研究显示，超分割IMRT相对于常规分割IMRT治疗局部晚期复发鼻咽癌，显著降低了患者致死性并发症发生率15.3%，提高3年总生存率19.6%，为复发性鼻咽癌的放疗模式提供了一种新的选择[11]（详细参考复发性鼻咽癌的治疗）。

s Ⅳ期患者：该期患者为局部复发合并远处转移，主要以全身系统性药物治疗为主（详细参考转移性鼻咽癌的治疗）。

鼻咽坏死是鼻咽癌放疗严重的并发症，对于咽旁坏死的患者，颈内动脉破裂大出血致死的概率高达70%。前期一项回顾性研究提示采用经鼻内镜鼻咽切除术切除坏死组织并进行修复，可将坏死鼻咽癌2年生存率从46.3%提高至85.3%[4]。此外，为了规范鼻咽坏死的治疗，该研究根据放疗疗程数和颈内动脉暴露情况，创建了坏死鼻咽癌的临床风险分层模型。此风险分层模型不仅能准确预测坏死鼻咽癌患者生存预后，同时也为外科治疗提供了指导原则[4]。

一项回顾性研究纳入10例接受经口机器人咽后淋巴结清扫术的患者，结果显示平均手术时间为（297±120）分钟，术中出血量为（40±43）ml。所有手术切缘均为阴性，相关并发症较轻。随访至中位数19个月时，仅有1例（10%）患者出现颈部复发[2]。一项回顾性研究纳入31例患者行内镜下经颈咽后淋巴结清扫术，结果提示该手术的平均时间、出血量和术后住院时间分别为347.9分钟、107.7ml和8.7天[3]。随访中位数31.0个月后，所有患者2年无局部复发生存（LRFS）率、无远处转移生存（DMFS）率、无进展生存（PFS）率和总生存（OS）率分别为63.9%、95.2%、59.9%和83.3%。晚期并发症包括吞咽问题、永久性置营养管、舌萎缩和肩部问题，发病率分别为19.4%（6/31）、9.7%（3/31）、9.7%（3/31）和9.7%（3/31）。

对于手术治疗能否拓宽应用到极早期的初诊鼻咽癌，在一项回顾性队列研究中，10例因妊娠、严重幽闭症等原因拒绝放疗的初治Ⅰ期鼻咽癌患者接受了单纯微创手术治疗。经过中位数5年的随访，无一例患者出现复发、转移或死亡，同时避免了口干、听力下降等常见放疗后遗症[12]。现有一项正在进行的前瞻性临床试验（注册号：NCT03353467）拟进一步证实微创外科治疗初诊Ⅰ期鼻咽癌患者的有效性及安全性。

参考文献

[1] YOU R, ZOU X, HUA YJ, et al. Salvage endoscopic nasopharyngectomy is superior to intensity-modulated radiation therapy for local recurrence of selected T_1-T_3 nasopharyngeal carcinoma: a case-matched comparison. Radiother Oncol, 2015, 115 (3): 399-406.

[2] DING X, LIN QG, ZOU X, et al. Transoral robotic retropharyngeal lymph node dissection in nasopharyngeal carcinoma with retropharyngeal lymph node recurrence. Laryngoscope, 2021, 131 (6): E1895-E1902.

[3] LIU YP, WANG SL, ZOU X, et al. Transcervical endoscopic retropharyngeal lymph node (RPLN) dissection in nasopharyngeal carcinoma with RPLN recurrence. Head Neck, 2021, 43 (1): 98-107.

[4] YANG Q, ZOU X, YOU R, et al. Proposal for a new risk classification system for nasopharyngeal carcinoma patients with post-radiation nasopharyngeal necrosis. Oral Oncol, 2017, 67: 83-88.

[5] YANG K, AHN YC, NAM H, et al. Clinical features of post-radiation nasopharyngeal necrosis and their outcomes following surgical intervention in nasopharyngeal cancer patients. Oral Oncol, 2021, 114: 105180.

[6] YOU R, ZOU X, WANG SL, et al. New surgical staging system for patients with recurrent nasopharyngeal carcinoma based on the AJCC/UICC rTNM classification system. Eur J Cancer, 2015, 51 (13): 1771-1779.

[7] LI YQ, TIAN YM, TAN SH, et al. Prognostic model for stratification of radioresistant nasopharynx carcinoma to curative salvage radiotherapy. J Clin Oncol, 2018, 36 (9): 891-899.

[8] NA'ARA S, AMIT M, BILLAN S, et al. Outcome of patients undergoing salvage surgery for recurrent nasopharyngeal carcinoma: a meta-analysis. Ann Surg Oncol, 2014, 21 (9): 3056-3062.

[9] LIU YP, WEN YH, TANG J, et al. Endoscopic surgery compared with intensity-modulated radiotherapy in resectable

locally recurrent nasopharyngeal carcinoma: a multicentre, open-label, randomised, controlled, phase 3 trial. Lancet Oncol, 2021, 22 (3): 381-390.

[10] ZOU X, FENG ZK, HUA YJ, et al. A novel endoscopic nasopharyngectomy by low-temperature plasma radiofrequency ablation in localized recurrent nasopharyngeal carcinoma. Head Neck, 2024, 46 (2): 291-299.

[11] YOU R, LIU Y P, XIE YL, et al. Hyperfractionation compared with standard fractionation in intensity-modulated radiotherapy for patients with locally advanced recurrent nasopharyngeal carcinoma: a multicentre, randomised, open-label, phase 3 trial. Lancet, 2023, 401 (10380): 917-927.

[12] LIU YP, LV X, ZOU X, et al. Minimally invasive surgery alone compared with intensity-modulated radiotherapy for primary stage Ⅰ nasopharyngeal carcinoma. Cancer Commun (Lond), 2019, 39 (1): 75.

9　鼻咽癌的免疫治疗

基本原则

1. 鼻咽癌进行免疫治疗的主要理论基础

①鼻咽癌肿瘤组织中存在大量浸润淋巴细胞；②鼻咽癌细胞表达 PD-L1 高达 89%~95%；③包括中国在内的鼻咽癌流行病区中，鼻咽癌的发生发展与 EB 病毒感染密切相关，可表达一系列 EB 病毒相关抗原，既往研究提示基于 EB 病毒的 LMP1 和 IFN-γ 途径可上调鼻咽癌细胞表面的 PD-L1 表达水平[1]。因此，在传统放化疗基础上联合使用免疫治疗，制订适合鼻咽癌的综合治疗新模式，是进一步提升疗效的重要策略。

2. 肿瘤免疫领域的治疗方法

包括肿瘤疫苗、过继性免疫细胞治疗、免疫调节剂和免疫检查点抑制剂。其中，肿瘤疫苗（如靶向 EB 病毒的鼻咽癌疫苗）仍处于基础研究阶段，过继性免疫细胞治疗（如嵌合抗原受体 T 细胞免疫治疗）治疗鼻咽癌的研究尚未充分开展。当前，在鼻咽癌临床治疗与研究中已经应用和开展的免疫治疗疗法是免疫检查点抑制剂，包括抗 PD-1 单抗、抗 PD-1 单抗联合抗 CTLA-4 单抗、抗 PD-1/CTLA-4 双靶点单抗、以抗 TIM-3 单抗为代表的非传统靶点免疫检查点抑制剂药物，以及同时包含免疫检查点和非免疫检查点的多靶点抗体。

3. 在复发或转移性鼻咽癌中已有的抗 PD-1 单抗循证医学证据（下表）

推荐类别详见“6 转移性鼻咽癌的治疗”。对于复发或转移性鼻咽癌患者多线治疗失败后的治疗策略选择上，多种机制药物联合治疗（如抗 PD-1 单抗、靶向治疗及传统化疗的联合使用）是解决耐药或疗效不佳的一种可行的选择，目前已有临床试验布局（如 NCT05807880）。此外，对于既往接受传统 PD-1 单抗免疫治疗失败的复发转移鼻咽癌患者，目前已有研究探索采用抗体偶联药物（antibody drugs conjugate，ADC）的疗效及安全性（如 NCT05126719、NCT06118333），但 ADC 药物较大的治疗毒性反应须引起临床工作者及研究者的关注。

4. 鼻咽癌的免疫治疗联合放化疗策略仍有一系列问题有待探讨和解决

如免疫治疗前推至局部区域晚期鼻咽癌的疗效和安全性、放化疗和免疫治疗结合的最佳时机、免疫治疗的合适疗程、免疫治疗时代的去化疗治疗策略、应用免疫治疗后放疗设计（如分割次数、剂量、靶区范围）的调整、免疫治疗预后预测的分子指标等。2024 年发表于 *Lancet* 的一项代号为 CONTINUUM 的研究（NCT03700476），是局部区域晚期鼻咽癌中第一项 PD-1 单抗免疫治疗的Ⅲ期临床试验。该研究对照组患者采用目前的标准方案"GP 方案诱导化疗后同期放化疗"，试验组在对照组的基础上，在"诱导 - 同期 - 辅助"全疗程联用 12 疗程的 PD-1 单抗药物信迪利单抗，其中辅助免疫治疗阶段按每 3 周一次持续 6 个疗程。研究结果显示：试验组与对照组相比具有显著提高的 3 年 EFS 率（86.0% vs. 76.0%，*P*=0.019）、无显著差异的 3 年 OS 率（92.0% vs. 92.0%，*P*=0.60），以及更高的 3~4 级急性不良反应发生率（75.0% vs. 65.9%）[2]。采用相似研究设计的"NEOSPACE"的Ⅱ期单臂临床试验（NCT03734809）在 46 例ⅣA 期鼻咽癌人群中采用帕博利珠单抗联合 GP 诱导化疗后同期放化疗，2023 年 ASCO 会议上公布的初步结果显示 2 年 PFS 率为 69.6%。一项 2025 年发表在 *JAMA* 杂志上代号为 DIPPER 的Ⅲ期临床试验（NCT03427827），在 GP 方案诱导化疗后和同期放化疗之后使用 12 个疗程的 PD-1 单抗药物卡瑞利珠单抗，该研究证实单纯的辅助免疫治疗也可以进一步提高局部晚期鼻咽癌患者的 3 年 EFS 率（86.9% vs. 77.3%，*P*=0.01）[3]。CONTINUUM 试验中 PD-1 单抗全疗程联合放化疗虽然具有更好的疗效，但毒性也随之进一步提升。关于如何在维持疗效高水平的同时降低毒副作用，目前已有研究在上述治疗方案基础上采用"去同期顺铂"策略，得到了 3 年无失败生存率 88.5% 的高水平，使 3~4 级急性不良反应发生率降低至 40.2%，并在耐受性和生活质量方面也展现出良好结果[4]。

5. 对其他类型免疫检查点抑制剂药物（如抗 PD-L1 单抗、抗 PD-1/CTLA-4 双靶点单抗、抗 TIGIT 单抗和抗 TIM-3 单抗）的研究将有助于扩展鼻咽癌免疫治疗的选择。

对于二线及以上化疗失败的转移性鼻咽癌患者，抗 PD-1/CTLA-4 双靶点单抗药物卡度尼利单抗已通过一项Ⅱ期临床试验（NCT04220307）汇报其客观缓解率达 30%、疾病控制率达 70%。据一项单臂Ⅱ期试验报道，在含免疫治疗的联合疗法治疗失败的复发或转移鼻咽癌患者中，卡度尼利单抗联合白蛋白结合型紫杉醇、顺铂及口服卡培他滨联合疗法可达到客观缓解率达 68%、缓解持续时间中位数达 9.1 个月、无进展生存时间中位数为 10.6 个月[5]。局部区域晚期鼻咽癌中第一项抗 PD-1/CTLA-4 双靶点单抗的Ⅲ期临床试验（NCT05587374）目前已完成入组，该试验采用了“诱导与辅助”的“三明治式”联用策略，避免了在放化疗阶段同时联用免疫治疗带来的对自身免疫功能（如淋巴结引流区）的潜在不良影响。该联用策略已通过一项Ⅱ期研究发现具有良好的效能[6]，后续有待Ⅲ期随机对照研究予以证实，更重要的是此类关于联用策略的研究有助于我们发现免疫治疗与放化疗的最佳联用时机。

抗 PD-L1 单抗的药物在复发或转移鼻咽癌中的三期随机对照研究（NCT05294172）在 2025 年美国临床肿瘤学会（ASCO）上汇报了初步的数据，发现采用 PD-L1 单抗 tagitanlimab 联合 GP 化疗的 12 个月无进展生存率和客观缓解率分别为 56.7% 和 81.7%，而上述数据在安慰剂联合 GP 化疗中分别为 26.7% 和 74.5%，显示出 PD-L1 单抗在提升复发或转移鼻咽癌患者生存上的重要作用。对于局部区域晚期鼻咽癌，2023 年欧洲内科肿瘤学会（ESMO）年会上报告一项皮下注射剂型的抗 PD-L1 单抗联合根治性放化疗的Ⅱ期临床研究（NCT05397769），该研究在GP诱导化疗后同期放化疗的基础上，在“诱导-同期-辅助”全疗程联用抗PD-L1单抗药物恩沃利单抗，并在辅助阶段维持1年，研究报告ORR和DCR分别为94.4%和97.2%，CR率为11.1%。而在头颈部肿瘤中报道的3项抗PD-L1单抗药物的Ⅲ期临床试验（EAGLE、JAVELIN、GORTEC-REACH）均报道了阴性结果。因此，从已开展的免疫治疗研究中获取经验，进一步完善研究设计，有助于未来在多靶点免疫治疗和多种类型免疫治疗联合使用方面进行探索。

在对非传统的免疫检查点在鼻咽癌的临床研究方面，一项探究抗TIM-3单抗联合抗PD-1单抗的双免疫联用策略的Ⅱ期临床试验（NCT05563480）已在2024年的ESMO-IO会议上进行了壁报展示，研究发现该双药免疫方案对于既往免疫治疗失败的复发或转移鼻咽癌患者安全性良好，但疗效受限，提示对于前线免疫治疗失败的人群需要慎重考虑后续治疗中对免疫药物的选择[7]。

6. 鼻咽癌免疫治疗的不良反应因所用免疫检查点抑制剂类型的不同（抗PD-1单抗、抗PD-L1单抗、抗CTLA-4单抗）而有所差异，其发生率和毒性谱可参考既往荟萃分析[8]。

建议治疗前规律采集相关实验室检查指标，早期发现和监测治疗相关风险，并组建多学科会诊体系，纳入心内科、内分泌科、皮肤科、肿瘤内科、感染科等相关科室，综合会诊意见并及时干预。

基本原则

用法	抗 PD-1 单抗	适用人群
单药	纳武利尤单抗 3mg/kg（每 2 周）[9]	经过至少一线系统治疗失败或无法耐受的复发或转移性鼻咽癌患者
单药	帕博利珠单抗 10mg/kg（每 2 周）[10] 或 帕博利珠单抗 200mg（每 3 周）[11]	经过至少一线系统治疗失败或无法耐受的 PD-L1 TPS ≥ 1% 的复发或转移性鼻咽癌患者 经过至少一线含铂化疗失败的 EB 病毒相关的复发或转移性鼻咽癌患者
单药	卡瑞利珠单抗 200mg（每 2 周）[12]	经过至少二线系统治疗失败的复发或转移性鼻咽癌患者
单药	特瑞普利单抗 3mg/kg（每 2 周）[13]	经过至少一线系统治疗失败或在辅助化疗 / 放化疗结束后 6 个月内疾病进展的复发或转移性鼻咽癌患者

基本原则（续）

用法	抗 PD-1 单抗	适用人群
单药	派安普利单抗 200mg（每 2 周）[14]	经过至少二线系统治疗失败的复发或转移性鼻咽癌患者
联合抗 CTLA-4 单抗	纳武利尤单抗 3mg/kg（每 2 周）联合伊匹木单抗 1mg/kg（每 6 周）[15]	不超过一线治疗失败的 EB 病毒相关（EBV DNA 阳性或 EBER 阳性）的复发或转移鼻咽癌患者
联合靶向治疗	卡瑞利珠单抗 200mg（每 3 周）联合阿帕替尼 250mg（每天口服）[16]	经过至少一线系统治疗失败或在诱导 / 同期 / 辅助放化疗结束后 6 个月内疾病进展的复发（不适合放疗及手术）或转移性鼻咽癌患者
联合化疗（吉西他滨 + 顺铂）	卡瑞利珠单抗 200mg（每 3 周；联合化疗 4~6 疗程，后单药维持治疗）[17]	复发或转移后未经系统治疗的鼻咽癌患者
联合化疗（吉西他滨 + 顺铂）	特瑞普利单抗 240mg（每 3 周；联合化疗最多 6 疗程，后单药维持治疗）[18]	复发或转移后未经系统治疗的鼻咽癌患者
联合化疗（吉西他滨 + 顺铂）	替雷利珠单抗 200mg（每 3 周；联合化疗 4~6 疗程，后单药维持治疗）[19]	复发或转移后未经系统治疗的鼻咽癌患者

注：该推荐基于正式发表的研究及高水平学术会议上对相关临床研究结果的汇报。

【注释】

当前，在全球范围内，获批鼻咽癌适应证且通过已发表的Ⅲ期随机对照临床试验结果证实疗效的抗 PD-1 单抗药物有特瑞普利单抗、卡瑞利珠单抗及替雷利珠单抗。一项代号为 CAPTAIN 的Ⅱ期注册临床研究招募了 156 例经二线及二线以上治疗后进展的复发或转移性鼻咽癌患者。该研究最终结果显示，接受卡瑞利珠单抗单药的研究人群无进展生存时间中位数及总生存时间中位数分别为 3.7 个月和 17.4 个月，显示该药物良好的抗肿瘤效能和安全性[12]。另一项代号为 POLARIS-02 的Ⅱ期注册临床研究招募了 190 例标准治疗失败的转移性鼻咽癌患者（51.6% 行二线治疗、48.4% 行三线或以上治疗），其最终结果显示特瑞普利单抗单药客观缓解率达 20.5%，无进展生存时间中位数及总生存时间中位数分别为 1.9 个月和 17.4 个月，并具有可控的不良反应[13]。

此外，Chen 等[14]在 2021 年欧洲内科肿瘤学会（European Society for Medical Oncology，ESMO）年会上公布了派安普利单抗在 130 例复发或转移性鼻咽癌中作为三线及三线以上治疗的初步效果（NCT03866967），发现客观缓解率达 29.7%，无进展生存时间中位数及总生存时间中位数分别为 3.65 个月和 18.63 个月。

吉西他滨 + 顺铂（GP）方案联合卡瑞利珠单抗、特瑞普利单抗或替雷利珠单抗是目前复发或转移性鼻咽癌一线治疗中作为Ⅰ级推荐的三种免疫联合化疗策略。CAPTAIN-1st、JUPITER-02、RATIONALE 309 三项Ⅲ期临床试验均对比了吉西他滨 + 顺铂方案联合抗 PD-1 单抗和吉西他滨 + 顺铂标准化疗在复发或转移性鼻咽癌一线治疗中的有效性和安全性，研究结果显示在标准化疗方案基础上联合使用卡瑞利珠单抗（9.7 个月 vs. 6.9 个月）、特瑞普利单抗（21.4 个月 vs. 8.2 个月）、替雷利珠单抗（9.6个月 vs. 7.4个月）均可显著延长患者的无进展生存时间中位数，上述三项研究均已通过随机、对照、多中心Ⅲ期临床试验得以验证[17-20]。

尽管免疫检查点抑制剂在指南推荐中尚未前推至局部区域晚期鼻咽癌患者，但相关的多项Ⅱ~Ⅲ期抗 PD-1/PD-L1 单抗临床试验目前正在开展。在免疫治疗的使用时机方面，抗 PD-1 单抗结合根治性放化疗的时机包括全疗程（诱导、放疗及辅助治疗：NCT04907370、NCT03700476、NCT03984357）、部分疗程（诱导和辅助治疗“三明治式”：NCT03925090；同期及辅助治疗：NCT04447326、NCT04453826）和单一疗程（仅诱导化疗：ChiCTR2200057745；仅辅助治疗：NCT03427827、NCT04870905）。在免疫治疗的使用时长方面，总的使用时长跨度为 9~12 个月，甚至更长，单纯辅助时相使用时长一般在 6~12 个月。在免疫治疗的联用策略方面，两项Ⅲ期随机、对照临床试验着眼于与当前首选的诱导化疗联合同期放化疗相比较，结果发现无论是全疗程使用还是仅在放疗后的辅助阶段使用，额外的 PD-1 单抗都可以进一步提高局部区域晚期鼻咽癌患者的无进展生存[2-3]。上述两项研究可为局部区域晚期鼻咽癌的综合治疗提供更多指导信息，帮助构建无免疫治疗时代的鼻咽癌综合治疗网络。免疫治疗联合诱导化疗后单纯放疗的“减同期化疗”策略最早是通过一项Ⅱ期单臂临床试验进行的初步探索，目前此研究的结果已发表[4]。后续对此方案予以证实的一项Ⅲ期随机对照临床试验（NCT04907370）已在局部区域晚期鼻咽癌患者中开展，并于 2025 年 ASCO 会议上进行口头汇报，结果发现在联合 PD-1 单抗的基础上豁免同期顺铂不仅在无失败生存上达到非劣，还在所有等级的呕吐发生率上达到优效，实现了“高效低毒”，并在耐受性和生活质量上具有优势。以上临床试验着重关注免疫治疗在鼻咽癌中的效能（efficacy），研究者还需要关注其在真实世界临床实践中的效果（effectiveness），以及卫生经济学效益（efficiency），这都将得益于对基于免疫治疗的综合治疗在时机、时长、联用策略方面的证据积累。

在其他免疫治疗策略方面，随机、多中心、Ⅲ期临床研究（CheckMate-651）对比了抗 PD-1 单抗与抗 CTLA-4 单抗双免疫疗法与传统化疗联合靶向治疗一线疗法对复发或转移性头颈鳞癌的安全性和有效性，该研究未达到主要终点[21]。尽管另一项新近的双免疫疗法研究显示抗 PD-1 单抗与抗 CTLA-4 单抗的最佳总缓解率可达 38%、总生存期中位数达 19.5 个月[15]，但是鼻咽癌患者是否能从中得到获益仍有待更多的循证医学证据。此外，Li 等[22]报道了皮下注射抗 PD-L1 单抗用于标准治疗失败的 MSI-H/dMMR 晚期结直肠癌、胃癌及其他实体瘤的Ⅱ期临床研究（103 例），新的给药方式对提高患者用药便利性、提升患者长期治疗的依从性有重要意义。随着更多的临床试验陆续发表并形成循证医学证据，未来多种免疫治疗新疗法在鼻咽癌中的循证医学证据等级或进一步提升。

参考文献

[1] FANG W, ZHANG J, HONG S, et al. EBV-driven LMP1 and IFN-γ up-regulate PD-L1 in nasopharyngeal carcinoma: implications for oncotargeted therapy. Oncotarget, 2014, 5 (23): 12189-12202.

[2] LIU X, ZHANG Y, YANG KY, et al. Induction-concurrent chemoradiotherapy with or without sintilimab in patients with locoregionally advanced nasopharyngeal carcinoma in China (CONTINUUM): a multicentre, open-label, parallel-group, randomised, controlled, phase 3 trial. Lancet, 2024, 403 (10445): 2720-2731.

[3] LIANG YL, LIU X, SHEN LF, et al. Adjuvant PD-1 blockade with camrelizumab for nasopharyngeal carcinoma: the DIPPER randomized clinical trial. JAMA, 2025, 333 (18): 1589-1598.

[4] XU C, ZHOU GQ, LI WF, et al. Nivolumab combined with induction chemotherapy and radiotherapy in nasopharyngeal carcinoma: a multicenter phase 2 PLATINUM trial. Cancer Cell, 2025, 43 (5): 925-936.

[5] JIANG YF, BEI WX, WANG L, et al. Efficacy and safety of cadonilimab (PD-1/CTLA-4 bispecific) in combination with chemotherapy in anti-PD-1-resistant recurrent or metastatic nasopharyngeal carcinoma: a single-arm, open-label, phase 2 trial. BMC Med, 2025, 23 (1): 152.

[6] LIU SL, LI XY, YANG JH, et al. Neoadjuvant and adjuvant toripalimab for locoregionally advanced nasopharyngeal carcinoma: a randomised, single-centre, double-blind, placebo-controlled, phase 2 trial. Lancet Oncol, 2024, 25 (12): 1563-1575.

[7] XU C, XIA Y, WANG S, et al. 153P Combination of Tim-3 blockade TQB2618 with PD-1 blockade for patients with immunotherapy-resistant recurrent/metastatic nasopharyngeal carcinoma (R/M NPC): preliminary results from a phase Ⅱ study. Immunooncol Technol, 2024, 24 (Supplement): 100782.

[8] XU C, CHEN YP, DU XJ, et al. Comparative safety of immune checkpoint inhibitors in cancer: systematic review and network meta-analysis. BMJ, 2018, 363: k4226.

[9] MA B, LIM WT, GOH BC, et al. Antitumor activity of nivolumab in recurrent and metastatic nasopharyngeal carcinoma: an international, multicenter study of the Mayo clinic phase 2 consortium (NCI-9742). J Clin Oncol, 2018, 36 (14): 1412-1418.

[10] HSU C, LEE SH, EJADI S, et al. Safety and antitumor activity of pembrolizumab in patients with programmed death-ligand 1-positive nasopharyngeal carcinoma: results of the KEYNOTE-028 Study. J Clin Oncol, 2017, 35 (36): 4050-4056.

[11] CHAN A, LEE V, HONG RL, et al. Pembrolizumab monotherapy versus chemotherapy in platinum-pretreated, recurrent or metastatic nasopharyngeal cancer (KEYNOTE-122): an open-label, randomized, phase Ⅲ trial. Ann Oncol, 2023, 34 (3): 251-261.

[12] YANG Y, ZHOU T, CHEN X, et al. Efficacy, safety, and biomarker analysis of camrelizumab in previously treated recurrent or metastatic nasopharyngeal carcinoma (CAPTAIN study). J Immunother Cancer, 2021, 9 (12): e003790.

[13] WANG FH, WEI XL, FENG J, et al. Efficacy, safety, and correlative biomarkers of toripalimab in previously treated recurrent or metastatic nasopharyngeal carcinoma: a phase Ⅱ clinical trial (POLARIS-02). J Clin Oncol, 2021, 39 (7): 704-712.

[14] CHEN X, HU C, WANG W, et al. 909P A phase Ⅱ study of the anti-programmed cell death-1 (PD-1) antibody penpulimab in patients with metastatic nasopharyngeal carcinoma (NPC) who had progressed after two or more lines of chemotherapy: updated results. Ann Oncol, 2021, 32 (Suppl_5): S806.

[15] LIM DW, KAO HF, SUTEJA L, et al. Clinical efficacy and biomarker analysis of dual PD-1/CTLA-4 blockade in recurrent/metastatic EBV-associated nasopharyngeal carcinoma. Nat Commun, 2023, 14 (1): 2781.

[16] DING X, ZHANG WJ, YOU R, et al. Camrelizumab plus apatinib in patients with recurrent or metastatic nasopharyngeal carcinoma: an open-label, single-arm, phase Ⅱ study. J Clin Oncol, 2023, 41 (14): 2571-2582.

[17] YANG Y, QU S, LI J, et al. Camrelizumab versus placebo in combination with gemcitabine and cisplatin as first-line treatment for recurrent or metastatic nasopharyngeal carcinoma (CAPTAIN-1st): a multicentre, randomised, double-blind, phase 3 trial. Lancet Oncol, 2021, 22 (8): 1162-1174.

[18] MAI HQ, CHEN QY, CHEN D, et al. Toripalimab or placebo plus chemotherapy as first-line treatment in advanced nasopharyngeal carcinoma: a multicenter randomized phase 3 trial. Nat Med, 2021, 27 (9): 1536-1543.

[19] MAI HQ, CHEN QY, CHEN D, et al. Toripalimab plus chemotherapy for recurrent or metastatic nasopharyngeal carcinoma: the JUPITER-02 randomized clinical trial. JAMA, 2023, 330 (20): 1961-1970.

[20] YANG Y, PAN J, WANG H, et al. Tislelizumab plus chemotherapy as first-line treatment for recurrent or metastatic nasopharyngeal cancer: a multicenter phase 3 trial (RATIONALE-309). Cancer Cell, 2023, 41 (6): 1061-1072.

[21] Bristol myers squibb provides update on CheckMate-651 trial evaluating Opdivo (nivolumab) plus Yervoy

(ipilimumab) versus EXTREME regimen as first-line treatment for squamous cell carcinoma of the head and neck. (2022-01-20)[2025-07-11]. https://news. bms. com/news/corporate-financial/2021/Bristol-Myers-Squibb-Provides-Update-on-CheckMate--651-Trial-Evaluating-Opdivo-nivolumab-Plus-Yervoy-ipilimumab-Versus-EXTREME-Regimen-as-First-Line-Treatment-for-Squamous-Cell-Carcinoma-of-the-Head-and-Neck/default. aspx.

[22] LI J, DENG Y, ZHANG W, et al. Subcutaneous envafolimab monotherapy in patients with advanced defective mismatch repair/microsatellite instability high solid tumors. J Hematol Oncol, 2021, 14 (1): 95.

10 儿童鼻咽癌的诊疗

基本原则

（1）儿童鼻咽癌的诊断和分期与成人相同。临床诊断可以通过病史采集、体格检查及辅助检查作出，诊断原则和成人鼻咽癌一致。

（2）儿童鼻咽癌治疗策略通常参照成人鼻咽癌。对于非转移性患者，以根治性放疗为主，中晚期患者需要行放疗、化疗等综合治疗；转移性患者则以姑息化疗为主；部分复发患者可考虑行挽救性手术，否则仍以放疗、化疗治疗为主。

（3）放疗原则：因儿童患者处于生长发育期，要特别警惕放射线对正常组织的损伤，否则在生存质量方面，放射性后遗症对患儿的影响比对成人更严重。为避免严重并发症的发生，设计放疗计划时要及时改野、缩野，每天照射剂量可降至 1.8Gy/ 次，总剂量 62~66Gy，不要过分积极提高剂量。但对于个别放疗抗拒的病例，可将剂量提高到总剂量 70~72Gy。

10.1 流行病学特征与临床表现

儿童鼻咽癌占儿童恶性肿瘤的 1%~5%，占儿童鼻咽原发肿瘤的 20%~50%，发病年龄中位数为 13 岁，男童高于女童（男女比为 1.8∶1）。我国 16 岁以下的儿童鼻咽癌仅占鼻咽癌发病人数的 1%~2%。由于鼻咽部位置隐蔽及患儿表现不明显，90% 以上的患儿发现时已为Ⅲ~Ⅳ期。尽管儿童鼻咽癌局部区域晚期比例高于成人，但患儿预后通常优于成人[1-4]。早期儿童鼻咽癌通常无明显症状，当儿童出现鼻咽部肿物，且伴有单侧或双侧无痛性颈部淋巴结肿大时，应怀疑鼻咽癌的可能。其他症状包括鼻部症状（鼻塞、出血）、耳部症状（耳痛、听力障碍）、其他疼痛症状（头痛、颈痛）或较少见的神经症状，如提示颅底侵犯的脑神经麻痹[5-6]。

10.2 治疗前评估

与成人鼻咽癌相似，儿童鼻咽癌治疗方案的选择主要基于肿瘤 TNM 分期。此外，临床医生还会根据受累的解剖结构进行放疗靶区设计。因此，在治疗前准确评估肿瘤的侵犯范围对儿童鼻咽癌的治疗尤为关键。在几项针对成人及儿童鼻咽癌的研究中，MRI 在评估原发性肿瘤和累及咽后及颈部的淋巴结方面优于传统 CT。当 MRI 评价颅底侵犯结构不清晰时，增强 CT 扫描可能会有所帮助[7-8]。^{18}F-FDG PET/CT 在检测鼻咽癌患者的淋巴结和远处转移方面具有良好的诊断性能[9]。血浆 EBV DNA 是鼻咽癌最主要的分子标志物，在多个成人队列的研究中，EBV DNA 已被证实具有良好的预后价值[10]。此外，在一项纳入 89 例儿童鼻咽癌的回顾性研究中同样证实了治疗前血浆 EBV DNA 水平对预后的影响[11]，因此 EBV DNA 水平也应作为儿童鼻咽癌治疗前的常规检查。此外，治疗前需要进行内分泌评估，评估治疗可能会干扰的激素平衡和相关功能，包括促甲状腺激素（TSH）、游离甲状腺素（FT_4）、促黄体生成素（LH）、促卵泡激素（FSH）、雌二醇（女性）、睾酮（男性）、生长激素（GH）、促肾上腺皮质激素（ACTH）、皮质醇、催乳素以及抗米勒管激素（AMH，女性）。

10.3 非转移儿童鼻咽癌的治疗

对于非转移的儿童鼻咽癌，放疗是最根本的治疗手段。调强适形放射治疗（IMRT）在提高治疗效果的同时，可以减少放疗导致的正常组织损伤，目前已经成为儿童鼻咽癌的首选放疗方式[4]。对于Ⅰ期儿童鼻咽癌患者，治疗上可选择单纯根治性放疗。对于Ⅱ期不伴有淋巴结转移的患者（$T_2N_0M_0$），可以考虑额外使用顺铂化疗，但与单纯放疗相比，是否可以给患者带来额外的生存获益尚不确定[12]。

其他所有不伴有远处转移的儿童鼻咽癌（$T_2N_1M_0$，Ⅲ～ⅣA 期）均应接受放化联合治疗，主要的化疗方式包括诱导化疗和同时期化疗[5, 12]。

治疗模式推荐

肿瘤分期	Ⅰ级推荐	Ⅱ级推荐	Ⅲ级推荐
Ⅰ期，$T_2N_0M_0$	单纯放疗[13]［3类］		
$T_{1\sim2}N_1M_0$，Ⅲ～ⅣA 期	诱导化疗＋同期放化疗[14-18]［2A类］	诱导化疗＋单纯放疗[19]［3类］	
ⅣB 期		全身化疗 ± 局部放疗[14]［3类］	

尽管缺乏在儿童人群中随机对照临床试验的循证数据，诱导化疗仍被认为是局部区域晚期儿童鼻咽癌（$T_2N_1M_0$，Ⅲ～ⅣA 期）的标准治疗。诱导化疗在儿童鼻咽癌治疗中的作用：首先，诱导化疗可以消除微转移灶，抑制肿瘤播散，减少复发转移的发生。其次，可根据诱导化疗的响应情况，选择对诱导化疗敏感的患者进行降级放疗。多项针对儿童鼻咽癌的研究显示，在放疗前联合诱导化疗可能为患者带来生存获益[3, 15, 19]。意大利的一项针对儿童鼻咽癌的前瞻性临床研究显示，诱导化疗后肿瘤的客观缓解率可达 91%。患者在放疗期间接受<65Gy 的局部放疗联合顺铂同时期化疗，5 年总生存率和无进展生存率分别为 80.9% 和 79.3%[16]。在诱导化疗方案及剂量的选择上，目前儿童鼻咽癌多采用以顺铂为基础的多药联合方案，常见 PF（顺铂 +5-FU）、TPF（多西他赛＋顺铂 +5-FU，紫杉醇脂质体＋顺铂 +5-FU）、TP（多西他赛＋顺铂）、GP（吉西他滨＋顺铂）、BEP（博来霉素＋顺铂＋

表柔比星)、MPF（甲氨蝶呤+顺铂+5-FU）及PMB（顺铂+甲氨蝶呤+博来霉素）等方案[17-18，20-21]，但由于甲氨蝶呤及博来霉素不良反应大，已罕有应用。近期两个大型临床试验证实了在同期放化疗的基础上联合诱导化疗可显著延长局部区域晚期鼻咽癌患者的生存时间[22-23]。但是，上述研究均未纳入儿童患者，探索高效低毒的最佳诱导化疗方案是儿童鼻咽癌研究的重要方向。一项国际多中心的Ⅱ期临床研究对比了TPF和PF诱导化疗方案在儿童鼻咽癌中的疗效，随访结果显示两组的生存率存在差异[17]。目前一项对比GP方案诱导化疗联合特瑞普利单抗对比单纯GP诱导化疗序贯同期放化疗在局部晚期儿童鼻咽癌的Ⅱ期随机对照临床试验正在开展（NCTNCT06605131），该研究结果未来可能将为儿童鼻咽癌的治疗方案提供更多选择。总体来讲，国际上针对儿童鼻咽癌诱导化疗方案的研究较为匮乏。因此，需要更多前瞻性临床试验以提供更充足的循证医学证据。

治疗方案推荐

化疗模式	Ⅰ级推荐	Ⅱ级推荐	Ⅲ级推荐
诱导化疗	多西他赛+顺铂+5-FU[17]［2A类］	吉西他滨+顺铂[22]［3类］	
	紫杉醇脂质体+顺铂+5-FU[18]［2A类］		
	多西他赛+顺铂[20]［2A类］		
	顺铂+5-FU[14，17]［2A类］		
同期化疗	顺铂[16-18]［2A类］		
辅助治疗			INF-β[19]［3类］

化疗方案药物剂量及用法

治疗模式	治疗方案	药物	剂量	用药时间	时间及周期
诱导化疗[2-3, 5, 8]	TPF 方案	多西他赛 顺铂 5-FU	75mg/m^2 75mg/m^2 750mg/m^2	d1 d1 d1~4	3 周一次； 共 3~4 个疗程
		紫杉醇脂质体 顺铂 5-FU	135mg/m^2 25 mg/m^2 750mg/m^2	d1 d1~3 d1~5	
	TP 方案	多西他赛 顺铂	75mg/m^2 75mg/m^2	d1 d1	
	PF 方案	顺铂 5-FU	80mg/m^2 1 000mg/m^2	d1 d1~4	
	GP 方案	吉西他滨 顺铂	1 000mg/m^2 80mg/m^2	d1、d8 d1	

治疗模式	治疗方案	药物	剂量	用药时间	时间及周期
同期化疗[4-5]	DDP 单周方案	顺铂	30~40mg/m^2	d1	每周 1 次；共 7 个疗程
	DDP 三周方案	顺铂	100mg/m^2	d1	3 周一次；共 3 个疗程
辅助治疗[6]	INF-β 方案	INF-β	100 000IU/kg	d1	每周 3 次；共 6 个月

虽然 IMRT 显著降低了患者放疗不良反应发生率，但相关研究表明，高剂量放射仍然给正常组织器官带来较严重的损伤。儿童鼻咽癌常见的放疗晚期损伤包括口干、牙齿损伤、内分泌功能紊乱、生长发育迟缓、听力下降、张口困难等，这些严重影响了患儿治疗后的生活质量[24-26]。因此，如何在保证疗效的同时减少放疗剂量以降低远期不良反应的发生率，成为儿童鼻咽癌临床研究的热点问题。目前多项研究证实，对于诱导化疗后出现良好肿瘤响应的患儿，应该考虑降低放疗剂量。法国的一项回顾性研究结果显示，在诱导化疗后根据肿瘤消退情况降低放疗剂量至 59.4Gy 并不会增加患者局部区域复发的风险，3 年总生存率和无复发生存率可达 94% 和 86%[25]。POG 9486 研究显示，诱导化疗后疗效评价为完全缓解（CR）的中晚期儿童鼻咽癌患者，在接受 61.2Gy 的放疗时，5 年总生存率可达 75% 以上[27]。美国儿童肿瘤协助组 ARAR0331 研究纳入了 111 例 19 岁以下的儿童鼻咽癌患者（AJCC

第5版分期)，Ⅰ期患者接受61.2Gy单纯放疗，Ⅱa期患者接受66.6Gy单纯放疗，Ⅱb~Ⅳ期患者接受诱导联合同期放化疗。其中诱导化疗后疗效评价为CR或部分缓解（PR）的患者接受61.2Gy放疗，疗效评价为疾病稳定（SD）的患者接受70.2Gy放疗。经过中位数为63个月的随访，人群5年无事件生存率及总生存率分别为84.3%和89.2%[14]。中山大学肿瘤防治中心开展的一项针对儿童鼻咽癌患者的前瞻性单臂Ⅱ期研究，纳入了44例18岁以下的患者（AJCC第7版分期)，诱导化疗后疗效评价为CR或PR的患者接受60Gy放疗，SD或疾病进展（PD）的患者接受70Gy放疗，经过中位数为38.2个月的随访，患儿3年无进展生存率及总生存率分别达到91%和100%[18]。上述回顾性和前瞻性临床研究的结果表明，基于诱导化疗的疗效对患者的放疗剂量进行调整，可以在保证儿童鼻咽癌患者治疗效果的同时减轻远期不良反应的发生率，相关学者已经根据儿童鼻咽癌患者对诱导化疗不同的响应情况制订了相应的剂量方案[14,20,27]。氨磷汀是广谱细胞保护剂，可以用于儿童头颈部肿瘤放化疗，可以减轻黏膜炎、吞咽困难和晚期口干的严重程度。对于未接受诱导化疗的患者，推荐的原发肿瘤放疗剂量分别为Ⅰ期和Ⅱ期患者为61.2Gy和66.6Gy，且每日分次剂量为1.8~2Gy[12, 14]。关于儿童鼻咽癌患者危及器官的剂量限定可参考《临床儿科正常组织效应使用指南与总结（PENTEC)》进行相应调整[28]。

基于诱导化疗后疗效评价情况的放疗剂量推荐[14, 20, 27]

放射体积	诱导化疗后疗效评价为完全缓解（CR）	诱导化疗后疗效评价为部分缓解（PR）	诱导化疗后疗效评价为疾病稳定（SD）
PTVp/PTVn	（60~61.2）Gy/（1.8~2.0）Gy	（60~66）Gy/（1.8~2.0）Gy	（68~70）Gy/2.0Gy
PTV1	54Gy/（1.6~1.8）Gy	54Gy/1.8Gy	60Gy/1.8Gy
PTV2	（45~50）Gy/（1.6~1.8）Gy	（45~50）Gy/（1.6~1.80）Gy	（45~50）Gy/（1.6~1.8）Gy

儿童鼻咽癌的同时期化疗方案包括 3 周或单周给药的顺铂化疗[16, 19, 25]。然而，目前在儿童鼻咽癌中，缺乏随机对照研究评估同时期化疗的作用。几项单臂的前瞻性试验在放疗期间对患者使用了顺铂同期化疗，与历史数据相比结果有所改善，提示诱导化疗联合同期放化疗可能在中晚期儿童鼻咽癌治疗中具有重要作用[14, 16, 19, 24-25]。值得注意的是，放疗期间化疗的使用会增加治疗不良反应的发生率，包括黏膜炎和营养不良等，上述不良反应可能会导致放疗延迟。一方面，部分学者认为，针对诱导化疗后 CR 或非常好的部分缓解（VGPR）的患者，可进行单纯放疗。而另一方面，一项儿童鼻咽癌研究显示，与接受两个周期顺铂同期化疗的患者相比，接受 3 个周期化疗的患者，5 年无进展生存有所改善[14]。因此，关于儿童鼻咽癌同期化疗的最佳策略仍然存在争议。

在儿童鼻咽癌中，放疗后辅助治疗的作用尚不清楚。目前，有两项前瞻性单臂研究共纳入 104 例非转移性的儿童和青少年鼻咽癌患者[19, 29]。患者在完成3个周期的诱导化疗和随后的同时期放化疗后，接受了6个月的IFN-β 辅助治疗。总体而言，患者的无事件生存率和总生存率均>90%。根据现有结果，IFN-β 辅助治疗可作为局部晚期及对诱导化疗反应不良患者的一种治疗选择（暂无专家共识），但需要进一步的研究阐明IFN-β 在儿童鼻咽癌中的治疗作用。

10.4 复发/转移儿童鼻咽癌的治疗

目前，关于复发/转移儿童鼻咽癌治疗的研究很少。作为一般原则，目前在复发/转移性鼻咽癌患者中显示抗肿瘤活性的化疗药物包括5-FU、卡培他滨、紫杉烷（紫杉醇、多西他赛）、吉西他滨等。对于初治转移的患者，可考虑在转移灶控制的前提下对原发肿瘤进行放疗；对于寡转移患者，应强调在化疗基础上对转移部位进行局部治疗；对于复发病灶范围局限的患者，可考虑手术治疗[12]；对于寡转移患者，应强调在化疗的基础上对转移部位进行局部治疗。在几项针对成人的病例研究中报道了一些免疫治疗的方法，包括EB病毒特异性细胞毒性T淋巴细胞（CTL）治疗和PD-1/PD-L1抑制剂治疗，但在复发/转移的儿童鼻咽癌中疗效尚不确定。作为有前景的治疗方法，它们可能是这类患者未来治疗的选择，需要进一步的研究证实[30-31]。

综上所述，儿童鼻咽癌是属于较少见的恶性肿瘤，临床诊断与分期参照成人鼻咽癌。放疗为儿童鼻咽癌最根本的治疗方式，放疗技术首选IMRT或螺旋断层放疗（TOMO）。治疗策略上，早期患者可进行单纯根治性放疗；对于局部区域中晚期患者，放、化治疗为主要的治疗模式，诱导化疗在儿童鼻咽癌的治疗中具有重要作用。由于大部分患者可获得长期生存，如何减少放疗的晚期损伤应得到更多重视，针对诱导化疗敏感的鼻咽癌患儿降低放疗剂量、强度，有助于进一步减少远期不良反应的发生率，但仍需更多的前瞻性研究加以探索。此外，新的放疗技术如质子放疗在物理剂量学方面较光子放疗有明显优势，有利于保护正常组织，在儿童鼻咽癌治疗中的作用值得探讨。

参考文献

[1] WU SG, LIAO XL, HE ZY, et al. Demographic and clinicopathological characteristics of nasopharyngeal carcinoma and survival outcomes according to age at diagnosis: a population-based analysis. Oral Oncol, 2017, 73: 83-87.

[2] SULTAN I, CASANOVA M, FERRARI A, et al. Differential features of nasopharyngeal carcinoma in children and adults: a SEER study. Pediatr Blood Cancer, 2010, 55 (2): 279-284.

[3] LIANG YJ, LIU LT, LI Y, et al. Association of treatment advances with survival rates in pediatric patients with nasopharyngeal carcinoma in China, 1989-2020. JAMA Netw Open, 2022, 5 (3): e220173.

[4] QIU WZ, PENG XS, XIA HQ, et al. A retrospective study comparing the outcomes and toxicities of intensity-modulated radiotherapy versus two-dimensional conventional radiotherapy for the treatment of children and adolescent nasopharyngeal carcinoma. J Cancer Res Clin Oncol, 2017, 143 (8): 1563-1572.

[5] DOURTHE ME, BOLLE S, TEMAM S, et al. Childhood nasopharyngeal carcinoma: state-of-the-art, and questions for the future. J Pediatr Hematol Oncol, 2018, 40 (2): 85-92.

[6] CLAUDE L, JOUGLAR E, DUVERGE L, et al. Update in pediatric nasopharyngeal undifferentiated carcinoma. Br J Radiol, 2019, 92 (1102): 20190107.

[7] KING A D, VLANTIS A C, BHATIA K S, et al. Primary nasopharyngeal carcinoma: diagnostic accuracy of MR imaging versus that of endoscopy and endoscopic biopsy. Radiology, 2011, 258 (2): 531-537.

[8] ZHANG SX, HAN PH, ZHANG GQ, et al. Comparison of SPECT/CT, MRI and CT in diagnosis of skull base bone invasion in nasopharyngeal carcinoma. Biomed Mater Eng, 2014, 24 (1): 1117-1124.

[9] SHEN G, ZHANG W, JIA Z, et al. Meta-analysis of diagnostic value of ^{18}F-FDG PET or PET/CT for detecting lymph node and distant metastases in patients with nasopharyngeal carcinoma. Br J Radiol, 2014, 87 (1044): 20140296.

[10] LIN JC, WANG WY, CHEN KY, et al. Quantification of plasma Epstein-Barr virus DNA in patients with advanced nasopharyngeal carcinoma. N Engl J Med, 2004, 350 (24): 2461-2470.

[11] SHEN T, TANG LQ, GU WG, et al. Plasma Epstein-Barr viral deoxyribonucleic acid predicts worse outcomes in pediatric nonmetastatic nasopharyngeal carcinoma patients: an observational study of 89 cases in an endemic area. Medicine (Baltimore), 2015, 94 (50): e1945.

[12] BEN-AMI T, KONTNY U, SURUN A, et al. Nasopharyngeal carcinoma in children and adolescents: the EXPeRT/PARTNER diagnostic and therapeutic recommendations. Pediatr Blood Cancer, 2021, 68 Suppl 4: e29018.

[13] LOMBARDI F, GASPARINI M, GIANNI C, et al. Nasopharyngeal carcinoma in childhood. Med Pediatr Oncol, 1982, 10 (3): 243-250.

[14] RODRIGUEZ-GALINDO C, KRAILO MD, KRASIN MJ, et al. Treatment of childhood nasopharyngeal carcinoma with induction chemotherapy and concurrent chemoradiotherapy: results of the Children's Oncology Group ARAR0331 Study. J Clin Oncol, 2019, 37 (35): 3369-3376.

[15] LIANG YJ, WEN DX, LUO MJ, et al. Induction or adjuvant chemotherapy plus concurrent chemoradiotherapy versus concurrent chemoradiotherapy alone in paediatric nasopharyngeal carcinoma in the IMRT era: a recursive partitioning risk stratification analysis based on EBV DNA. Eur J Cancer, 2021, 159: 133-143.

[16] CASANOVA M, BISOGNO G, GANDOLA L, et al. A prospective protocol for nasopharyngeal carcinoma in children and adolescents: the Italian Rare Tumors in Pediatric Age (TREP) project. Cancer, 2012, 118 (10): 2718-2725.

[17] CASANOVA M, ÖZYAR E, PATTE C, et al. International randomized phase 2 study on the addition of docetaxel to the combination of cisplatin and 5-fluorouracil in the induction treatment for nasopharyngeal carcinoma in children and adolescents. Cancer Chemother Pharmacol, 2016, 77 (2): 289-298.

[18] LUO DH, LI XY, GUO SS, et al. Paclitaxel liposome, cisplatin and 5-fluorouracil-based induction chemotherapy followed by deescalated intensity-modulated radiotherapy with concurrent cisplatin in stage ⅣA-ⅣB childhood nasopharyngeal carcinoma in endemic area: a phase Ⅱ, single-arm trial. Lancet Reg Health West Pac, 2023, 40: 100895.

[19] BUEHRLEN M, ZWAAN CM, GRANZEN B, et al. Multimodal treatment, including interferon beta, of nasopharyngeal carcinoma in children and young adults: preliminary results from the prospective, multicenter study NPC-2003-GPOH/DCOG. Cancer, 2012, 118 (19): 4892-4900.

[20] VARAN A, OZYAR E, CORAPÇIOĞLU F, et al. Pediatric and young adult nasopharyngeal carcinoma patients treated with preradiation cisplatin and docetaxel chemotherapy. Int J Radiat Oncol Biol Phys, 2009, 73 (4): 1116-1120.

[21] AYAN I, KAYTAN E, AYAN N. Childhood nasopharyngeal carcinoma: from biology to treatment. Lancet Oncol, 2003, 4 (1): 13-21.

[22] ZHANG Y, CHEN L, HU GQ, et al. Gemcitabine and cisplatin induction chemotherapy in nasopharyngeal carcinoma. N Engl J Med, 2019, 381 (12): 1124-1135.

[23] SUN Y, LI WF, CHEN NY, et al. Induction chemotherapy plus concurrent chemoradiotherapy versus concurrent chemoradiotherapy alone in locoregionally advanced nasopharyngeal carcinoma: a phase 3, multicentre, randomised controlled trial. Lancet Oncol, 2016, 17 (11): 1509-1520.

[24] ORBACH D, BRISSE H, HELFRE S, et al. Radiation and chemotherapy combination for nasopharyngeal carcinoma in children: radiotherapy dose adaptation after chemotherapy response to minimize late effects. Pediatr Blood

Cancer, 2008, 50 (4): 849-853.

[25] JOUIN A, HELFRE S, BOLLE S, et al. Adapted strategy to tumor response in childhood nasopharyngeal carcinoma: the French experience. Strahlenther Onkol, 2019, 195 (6): 504-516.

[26] BEN-AMI T, ASH S, BEN-HAROSH M, et al. Nasopharyngeal carcinoma in children and young adults-beyond 5-year survival. Pediatr Blood Cancer, 2020, 67 (9): e28494.

[27] RODRIGUEZ-GALINDO C, WOFFORD M, CASTLEBERRY RP, et al. Preradiation chemotherapy with methotrexate, cisplatin, 5-fluorouracil, and leucovorin for pediatric nasopharyngeal carcinoma. Cancer, 2005, 103 (4): 850-857.

[28] CONSTINE LS, MARKS LB, MILANO MT, et al. A user's guide and summary of Pediatric Normal Tissue Effects in the Clinic (PENTEC): radiation dose-volume response for adverse effects after childhood cancer therapy and future directions. Int J Radiat Oncol Biol Phys, 2024, 119 (2): 321-337.

[29] ZHANG J, FANG W, QIN T, et al. Co-expression of PD-1 and PD-L1 predicts poor outcome in nasopharyngeal carcinoma. Med Oncol, 2015, 32 (3): 86.

[30] MASTERSON L, HOWARD J, GONZALEZ-CRUZ J, et al. Immune checkpoint inhibitors in advanced nasopharyngeal carcinoma: beyond an era of chemoradiation？. Int J Cancer, 2020, 146 (8): 2305-2314.

[31] LOUIS CU, STRAATHOF K, BOLLARD CM, et al. Adoptive transfer of EBV-specific T cells results in sustained clinical responses in patients with locoregional nasopharyngeal carcinoma. J Immunother, 2010, 33 (9): 983-990.

11 EB 病毒相关分子标志物在鼻咽癌诊疗中的应用

11.1 筛查与诊断

20 世纪 70—90 年代，我国高发区鼻咽癌筛查的主要指标是应用免疫酶法（IFA）检测血清中的两个 EB 病毒 IgA 抗体［病毒衣壳抗原（VCA）-IgA 和早期抗原（EA）-IgA］。20 世纪 90 年代后，通过酶联免疫吸附试验（ELISA）法检测 EB 病毒抗体的试剂盒逐渐上市。ELISA 法检测 EB 病毒抗体除具有灵敏、方便、价廉的优势外，其准确率也较 IFA 法提高[1]，并且，双抗体 VCA/EBNA1-IgA（ELISA）联合的诊断效能也较高（AUC=0.97）。随后，在中国南方高发区以此双抗体 VCA/EBNA1-IgA 为筛查指标开展了一项整群随机对照的人群筛查试验[2]。试验组包含 13 万人，对照组为 14 万人，证实双抗体指标筛查鼻咽癌灵敏度和特异度达到 90.3% 和 96.2%，阳性预测值（PPV）为 4.8%，检出鼻咽癌的早诊率由对照组的 20.6% 提高至参加筛查组 79.0%，同时鼻咽癌患者的五年总体生存率由 64.5% 提高至 95.7%[3]。另外，一项大规模前瞻性筛查研究发现新型血清学分子标志物抗 BNLF2b 总抗体（P85-Ab）在鼻咽癌筛查中表现优异，其相比于双抗体 VCA/EBNA1-IgA 指标，展现出更高的灵敏度（97.9%）、特异度（98.3%）和阳性预测值（10.0%）[4]。

此外，有学者使用实时定量 PCR 技术检测血浆中 EBV DNA 来筛查鼻咽癌，受检者分别在初次和 4 周后检测血浆 EBV DNA 拷贝数，若两次均阳性（阈值为 20 拷贝 /ml）才判断为阳性。通过一个样本量为 2 万的单臂人群筛查试验，经过 1 年的随访，确认实时定量 PCR 技术检测血浆中 EBV DNA 来筛查鼻咽癌的灵敏度和特异度分别为 97.1% 和 98.6%，阳性预测值为 11.0%。检出鼻咽癌患者的早诊率较历史对照的 20.0% 提高至 70.0%，3 年无进展生存期由 70.0% 提高至 97.0%[5]。研究者在第一轮筛查结束 43 个月后开展第二轮筛查，其中检出鼻咽癌患者的早诊率仍达 67%，并且与第一轮筛查中 EBV DNA 检测阴性的受检者相比，检测到一过性阳性和持续性阳性的受检者在第二轮筛查中发现鼻咽癌的风险显著增加，相对风险分别为 4.4 和 16.8[6]。不仅如此，研究团队又进一步通过基于实时定量 PCR 和二代基因测序（next-generation sequencing，NGS）技术的片段组学分析，发现与第一轮筛查中 EBV DNA 阳性但在第二轮筛查时未发展为鼻咽癌的个体相比，第二轮筛查确诊鼻咽癌的患者血浆 EBV DNA 在第一轮筛查时就已经具有以下特征：血浆中 EBV DNA 相对丰度更高；EBV DNA 的片段大小呈现单核小体模式（表现为 80~110bp 片段比例降低且峰值约 160bp）；具有独特的 5' 末端基序频率特征；CpG 位点的甲基化水平更高，且这种甲基化水平可以用末端基序 CGN/NCG 的比例进行推断。研究者定义同时满足以下四项特征者为具备高风险特征：EBV DNA 片段占总靶向 DNA 片段比例 ≥ 0.1%；EBV DNA 在 80~110bp 的比例与人类 DNA 同片段范围比例之比 ≤ 10；鼻咽癌相关末端基序评分 ≥ 1.1；调整后 CGN/NCG 比率 ≥ 0.53。筛查时血浆中 EBV DNA 具备上述全部四项高风险特征的个体，其未来进展为鼻咽癌的风险较 EBV DNA 阴性个体高出 87 倍，这为鼻咽癌早期筛查提供了全新的片段组学维度的依据[7]。另外，研究表明利用实时定量 PCR 结合 NGS 技术检测 EBV DNA 相较于 ELISA 检测双抗体 VCA/EBNA1-IgA 的检测效能更高[8]。总体来说，使用血浆 EBV DNA 进行筛查，灵敏度、特异度及阳性预测值均较血清抗体高，但值得注意的是，该检测方法目前缺乏标准化方案，灵敏度差异大。目前，尚且缺乏大规模头对头研究明确血浆 EBV DNA 和血清 EB 病毒 IgA 抗体谁是更优的筛查策略。仅一项来自新加坡筛查队列的研究表明，在有鼻咽癌家族史的高危人群中，EBV-EA IgA 相较于 EBV-VCA IgA 和血浆 EBV DNA 表现出更高的特异度和阳性预测值[9]。

此外，有学者通过大规模基因组测序和关联分析发现，携带 3 个 EB 病毒 *balf2* 基因 SNP 位点

（162215_C，162476_C 和 163364_T）的个体患鼻咽癌风险增加了 6~11 倍[10]，因而携带这 3 个 SNP 位点的 EB 病毒株被定义为高危亚型 BALF2_CCT，进而通过病例对照研究发现，将 EB 病毒高危亚型联合遗传易感性、生活方式等危险因素建立综合评分，可提高血清抗体筛查人群的阳性预测值，但尚缺乏在前瞻性人群筛查试验中的效果评价[11]。据报道，基于鼻咽拭子检测 EBV DNA 载量和 Cp 启动子甲基化诊断鼻咽癌的灵敏度和特异度均达到 90% 以上，为筛查鼻咽癌提供了潜在的可能指标，并有可能与抗体联合应用，进一步提高了筛查效能，特别是应用于浓缩抗体阳性人群[12-13]。基于唾液的 EBV DNA 甲基化检测也具有相当出色的灵敏度（90%）和特异度（100%），该检测因唾液样本可及性强的特点，可为居家大规模筛查提供新思路[14]。另外，几乎所有鼻咽癌细胞中均有表达 EBV miRNA-BART，并可在患者血浆和鼻咽拭子中检测到，其对于筛查和早期诊断鼻咽癌有潜在价值，但仍缺乏大样本的人群研究验证[15]。

11.2 风险预测

治疗前血浆 EBV DNA 载量与鼻咽癌患者的肿瘤负荷、疾病分期、疾病进展风险呈强烈正相关[16-18]。研究发现，治疗前 EBV DNA 载量 ≥1 500 拷贝 /ml 的患者复发转移风险较<1 500 拷贝 /ml 的患者显著升高[16]。此外，Ⅱ期随机对照试验结果显示，对于 EBV DNA<4 000 拷贝 /ml 的患者，同期放化疗中 2 疗程的顺铂（100mg/m^2，每 3 周一次）与 3 疗程相比较，患者的总生存、局部复发和远处转移的累积发生率的差异无统计学意义，同时急性和晚期不良反应显著减少[19]。一项回顾性研究同样发现对于治疗前 EBV DNA 载量>4 000 拷贝 /ml 的患者，同期顺铂化疗可显著提高患者无瘤生存率，而对于 EBV DNA<4 000 拷贝 /ml 的患者，同期放化疗相较于单纯放疗未能显著提高生存[20]。

因此，治疗前血浆 EBV DNA 是鼻咽癌风险预测和综合治疗方案制订的重要参考。

此外，多项回顾性研究表明，相较于单纯分期，将治疗前 EBV DNA 载量和传统 TNM 分期联合使用能够更好地区分不同亚组患者的疾病进展风险[21-22]。因此，治疗前 EBV DNA 载量这一重要指标有望加入分期系统，以便更好地对患者进行危险分层，指导临床开展个体化治疗。但仍需要进一步解决标准化检测的问题、明确治疗前 EBV DNA 载量的最佳分界值，并在大样本、多中心、前瞻性队列中进行验证。

11.3　疗效监测

治疗过程中血浆 EBV DNA 载量的动态变化亦可为患者的治疗响应性提供重要参考。治疗效果理想的鼻咽癌患者，EBV DNA 载量会随着放疗、化疗或手术的进行而迅速下降，直至不可检出；而疗效不佳的患者则呈现持续上升或先下降后升高的趋势[23-27]。另外，一项大规模前瞻性研究通过对 1 000 例鼻咽癌患者的全程血浆 EBV DNA 的动态监测，发现治疗过程中的血浆 EBV DNA 可以实时监测患者治疗效果和疾病复发风险，并建立了动态 EBV DNA 五分型体系（早反应 A/B 型、中等反应型、迟反应 A 型、迟反应 B 型、治疗抵抗型）及干预策略。其中，早反应 A/B 型（1 程诱导化疗后不可检出，或放疗 2 周内不可检出）患者 3 年无疾病生存（DFS）率高达 90%，推荐治疗降级；中等反应型（2~3 程诱导化疗后不可检出或一过性反弹）患者 3 年 DFS 率约为 80%，推荐维持标准方案治疗；迟反应 A 型（诱导化疗阶段未达到不可检出但在放疗第 4 周内不可检出）患者 3 年 DFS 率约为 68%，推荐放疗期间及时增加治疗强度；迟反应 B 型（诱导化疗阶段未达到不可检出但在放疗结束时不可检出）患者 3 年 DFS 率约为 37%，推荐放疗后行辅助治疗；治疗抵抗型（放疗结束时仍为阳性），提示肿瘤残留，3 年 DFS 率仅为 20%，推荐放疗后行辅助治疗[28]。此外，这一分子指标的变化与影像学变化具有较高的一致性，但有约 25.3% 的患者存在二者间不一致的情况[29-31]。而放疗结束时血浆 EBV DNA 载量仍然>0 拷贝 /ml 的患者，复发转移风险相较于不可检出的患者显著增高[32-33]，且与影像学肿瘤残余病灶密切相关[32，34]。因此，治疗过程中血浆 EBV DNA 的动态变化相较治疗前单一时间点的 EBV DNA 是评估疗效和预测疾病风险更为可靠且重要的依据。为监测这一动态变化，建议在同期放化疗期间每周检测血浆 EBV DNA 载量；对于进行诱导化疗的患者，则还需要在每程诱导化疗前检测血浆 EBV DNA 载量[28]。在指导治疗决策方面，一项单臂Ⅱ期临床试验结果显示，对于治疗前 EBV DNA<4 000 拷贝 /ml 但在 2 疗程诱导化疗后达到完全缓解或部分缓解且 EBV DNA 拷贝数为 0 的Ⅲ期鼻咽癌患者，降低放疗剂量（60Gy）不仅不会影响患者生存，还能显著减少治疗相关不良事件发生[35]。而针对放疗结束血浆 EBV DNA 载量仍然>0 拷贝 /ml 的极高危患者，一项回顾性研究提示给予辅助卡培他滨口服化疗可显著提高其无瘤生存率[36]；而另一项Ⅲ期随机对照临床研究结果则显示，辅助吉西他滨联合顺铂辅助化疗未能显著降低该类患者的复发转移风险[37]。因此，如何根据 EBV DNA 的变化情况在不同时间点给予患者最佳的治疗策略调整仍有待进一步在前瞻性临床试验中探索和证实。

11.4 随访

随访阶段，患者血浆 EBV DNA 载量由零变为重新可测（阈值为 0 拷贝 /ml）或持续上升往往提示疾病的复发和 / 或转移，且其上升时间可早于影像学检测出病灶 2~3 个月[38-40]。值得注意的是，该检测的阴性预测值（NPV）可高达 97.6%~99.3%，而阳性预测值（PPV）则不高——仅在治疗结束后 3 个月内的检测时间窗口内最高（26.3%~34.3%），且 PPV 依赖于阈值的选择，当病毒载量≥500 拷贝 /ml 时，治疗后 3 个月内的 PPV 可达 71.4%~100%，而阈值<500 拷贝 /ml 时的 PPV 仅为 16.9%~23.1%[41]。此外，这一指标提示远处转移方面的灵敏度显著优于其对局部区域复发的提示价值[39]。一项基于马尔可夫模型的经济效益分析结果显示，血浆 EBV DNA 载量指导下的影像学随访相较于常规规律影像学随访具有相似的检出率，但可减少接近 3/4 的非必要影像学检查，显著降低患者随访成本、节约医疗资源[42]。因此，随访阶段的血浆 EBV DNA 可作为提示治疗失败的重要标志物，但目前仍缺乏大型前瞻性研究进行验证，并需要进一步明确随访阶段血浆 EBV DNA 载量的最佳分界值。

11.5 血浆 EBV DNA 的标准化检测

外周血中游离 EBV DNA 的定量检测已成为鼻咽癌早期筛查、辅助诊断、预后预测、疗效评估及复发转移监测的重要手段。目前，定量 PCR 法在全球范围内被广泛用于鼻咽癌患者外周血中游离 EBV DNA 拷贝数的检测。然而，目前全球范围内缺乏统一的检测标准，不同实验室之间的检测结果存在较大差异，降低了不同机构检测结果的可比性。2019 年，由斯坦福大学发起的国际多中心合作研究，通过制订统一的血浆 EBV DNA 检测流程规范，证实其可显著提高不同实验室间检测结果的一致性[43]。该研究为后续临床试验（如 HN001、EPSTAR 等）的 EBV DNA 检测提供了重要参考，已在国内如复旦大学附属肿瘤医院、中山大学肿瘤防治中心等多家单位中开展应用，但仍需进一步的数据以明确各环节的具体标准化方案及优化策略。目前血浆 EBV DNA 标准化的相关要求如下。

（1）实验室管理要求

1）实验室资质要求：开展检测的实验室，应当符合《医疗机构临床基因扩增检验实验室管理办法》有关规定并获得省或市级临床检验中心技术审核。为了进一步提高实验室的检测质量和能力，建议检测实验室通过中国合格评定国家认可委员会（CNAS）的认可。

2）实验室分区要求：原则上开展EB病毒核酸检测的实验室应当设置试剂准备区、标本制备区、扩增区。这3个区域在物理空间上应当是完全相互独立的，不能有空气的直接相通。各区的功能如下。①试剂准备区：主要用于试剂的配制和存储，以及耗材的贮存和准备；②标本制备区：核酸提取及其加入至扩增反应管等；③扩增区：核酸扩增和结果分析。根据实验使用设备的功能，区域可适当合并，如采用自动化工作站（包含试剂配制、核酸提取及扩增检测），标本制备区、扩增区和产物分析区可合并。

3）人员管理要求：需要具有医学或生物学等相关专业专科以上学历，获得省级或市级临床检验中心签发的临床基因扩增检验实验室技术人员上岗证书，定期完成临床核酸扩增实验室内部各技术岗位的学习与培训，并经考核合格。

（2）样本要求

1）样本类型：外周血。

2）样本采集：用无菌注射器抽取受检者静脉血2ml，注入含有EDTA抗凝剂的采血管中，立即轻轻颠倒混匀5次。

3）样本保存及运输：样本采集后建议及时送往实验室进行检测，采集后应2~8℃保存（不超过24小时），如室温放置则不可超过6小时；如需长期保存或长途运输送检，需先将血浆分离于离心管中，

置于 –20℃以下运输或保存。

4）对于超期、怀疑污染的样本，实验室应拒收；对严重溶血、脂血的样本进行特殊标记，观察检测结果。

5）样本的稳定性：室温稳定 6 小时，冷藏稳定 24 小时，分离后冷冻稳定至少 1 年。实验室收到样本后无法在规定时间范围进行检测的，建议进行血浆分离后冻存备用。

（3）EBV DNA 检测流程规范化

1）检测试剂：扩增试剂须使用国家药品监督管理局批准的有证试剂，建议选用高灵敏的试剂。同时检测试剂盒定量标准品须溯源至国际标准参考品（NIBSC code：09/260）。试剂使用前须检查试剂有效期。如试剂在低温冰箱中保存，取出后在室温下解冻，待完全融化，充分混匀离心后使用。其他试剂配制要求见试剂盒说明书。

2）核酸提取：使用扩增试剂盒推荐的核酸提取试剂和设备。①提取方法：为了提高核酸纯度和提取效率，宜优先考虑磁珠法和过柱法，不宜使用浓缩裂解法。②血浆分离：将采血管置于离心机中，3 500r/min 4℃离心 3 分钟；吸取上清进行检测，吸取体积按提取试剂盒推荐。③血浆分离后建议立即进行核酸提取，避免室温放置过长时间。④核酸提取结束应尽快进行加样，如无法及时加样，须放置 –20℃保存。

3）扩增检测：①加样完成的反应板必须在 2 小时内上机进行扩增检测。②上机扩增前须充分混匀并离心。③严格核对扩增程序和扩增时间，确保扩增程序无误。

（4）实验室质量控制：实验室应当加强核酸检测质量控制，选用 PCR 检测试剂盒指定的核酸提取试剂和扩增仪。

1）检测系统性能验证：用于临床标本检测前，实验室应对由提取试剂、提取仪、扩增试剂、扩增仪等组成的检测系统进行性能验证。性能验证依据参考 CNAS-GL037《临床化学定量检验程序性能验证指南》。性能指标应包括但不限于测量正确度、测量精密度、线性区间、检出限和定量限、抗干扰能力、分析特异性。

2）实验室设备：应定期对基因扩增仪、加样器、温度计、恒温设备、离心机和生物安全柜等进行校准。设备发生故障时，应进行维修后的性能验证。使用不同设备进行同一项目检测时，应进行设备间的比对。

3）实验室试剂和耗材：实验室应对新批号或同一批号不同货运号的试剂和关键耗材进行验收，验收试验至少应包括外观检查和性能验证。批次性能验证：选取 5 个旧批号检测过的样品，覆盖测量区间（包括阴性、临界值、低值、中值和高值），至少 4 个样品测量结果偏倚$< \pm 7.5\%$，其中阴性和临界值样品必须符合预期。

4）室内质控：实验室应制订室内质量控制程序，可参照 GB/T 20468—2006《临床实验室定量测定室内质量控制指南》制订。每批次检测须设置弱阳性质控品、强阳性质控品和阴性质控品，其中弱阳性质控品和强阳质控品宜选用第三方或自留的可溯源质控物，阴性质控品可选用试剂盒自带的或生理盐水（建议每检测 30 例增加 1 例阴性质控）；质控品位置应定期更换。EBV DNA 定量检测室内质量控制需要每批次绘制 Levey-Jennings 图，将 Westgard 规则应用于质控数据，判读每一检测批次的质控是否在控。如发现质控数据违背了质控规则，应进行失控原因分析。

5）室间质量评价：实验室应每年参加国家卫生健康委员会临床检验中心室间质评 2 次，每次至少 5 例样本；按检测标准程序进行检测及处理；如果有不通过，须系统性排查原因并纠正，并评估可能对临床造成的不良影响。

（5）检测报告及结果解释

1）报告内容：检测报告须包含患者基本信息（姓名、性别、年龄、病历号）、临床诊断、标本类型、检测结果、检出限、线性范围、结果解释。为了进一步增强实验室的检测结果的可比性，建议推广使用国际单位（IU/ml）。

2）结果解释：①当结果为 0 拷贝 /ml 时，表示在本检测方法的灵敏度范围内未检出 EBV DNA；②当结果为 0~ 检出限时，提示样本中可能存在极低浓度的 EBV DNA，但也可能为假阳性，必要时重新抽血复测；③当结果为检出限 ~ 定量限时，表示样本中存在 EBV DNA，但浓度较低，定值重复性较差；④当结果在定量限 ~ 线性范围上限时，表示样本中存在 EBV DNA，病毒浓度如检测结果；⑤当结果超过线性范围上限时，表示样本中存在高浓度 EBV DNA，检测结果为该样本经稀释后的检测浓度值乘以稀释倍数，定值仅供参考。

此外，近期斯坦福大学的研究表明，数字 PCR（digital PCR，dPCR）可达到与实时定量 PCR 相似的检测效能，且该检测方法无须使用标准品。然而值得注意的是，该方法存在不同阈值算法所导致的差异，特别是在低效价 EBV DNA 情况下[44]。

参考文献

[1] LIU Y, HUANG Q, LIU W, et al. Establishment of VCA and EBNA1 IgA-based combination by enzyme-linked immunosorbent assay as preferred screening method for nasopharyngeal carcinoma: a two-stage design with a

preliminary performance study and a mass screening in southern China. Int J Cancer, 2012, 131 (2): 406-416.

[2] LIU Z, JI MF, HUANG QH, et al. Two Epstein-Barr virus-related serologic antibody tests in nasopharyngeal carcinoma screening: results from the initial phase of a cluster randomized controlled trial in southern China. Am J Epidemiol, 2013, 177 (3): 242-250.

[3] JI MF, SHENG W, CHENG WM, et al. Incidence and mortality of nasopharyngeal carcinoma: interim analysis of a cluster randomized controlled screening trial (PRO-NPC-001) in southern China. Ann Oncol, 2019, 30 (10): 1630-1637.

[4] LI T, LI F, GUO X, et al. Anti-Epstein-Barr virus BNLF2b for mass screening for nasopharyngeal cancer. N Engl J Med, 2023, 389 (9): 808-819.

[5] CHAN K, WOO J, KING A, et al. Analysis of plasma Epstein-Barr virus DNA to screen for nasopharyngeal cancer. N Engl J Med, 2017, 377 (6): 513-522.

[6] CHAN K, LAM W, KING A, et al. Plasma Epstein-Barr virus DNA and risk of future nasopharyngeal cancer. NEJM Evid, 2023, 2 (7): EVIDoa2200309.

[7] LAM W, KANG G, CHAN C, et al. Fragmentomics profiling and quantification of plasma Epstein-Barr virus DNA enhance prediction of future nasopharyngeal carcinoma. Cancer Cell, 2025, 43 (4): 728-739.

[8] LOU PJ, JACKY LAM WK, HSU WL, et al. Performance and operational feasibility of Epstein-Barr virus-based screening for detection of nasopharyngeal carcinoma: direct comparison of two alternative approaches. J Clin Oncol, 2023, 41 (26): 4257-4266.

[9] TAY JK, SIOW CH, GOH HL, et al. A comparison of EBV serology and serum cell-free DNA as screening tools for nasopharyngeal cancer: results of the Singapore NPC screening cohort. Int J Cancer, 2020, 146 (10): 2923-2931.

[10] XU M, YAO Y, CHEN H, et al. Genome sequencing analysis identifies Epstein-Barr virus subtypes associated with high risk of nasopharyngeal carcinoma. Nat Genet, 2019, 51 (7): 1131-1136.

[11] ZHOU X, CAO SM, CAI YL, et al. A comprehensive risk score for effective risk stratification and screening of nasopharyngeal carcinoma. Nat Commun, 2021, 12 (1): 5189.
[12] ZHENG XH, WANG RZ, LI XZ, et al. Detection of methylation status of Epstein-Barr virus DNA C promoter in the diagnosis of nasopharyngeal carcinoma. Cancer Sci, 2020, 111 (2): 592-600.
[13] RAMAYANTI O, JUWANA H, VERKUIJLEN SA, et al. Epstein-Barr virus mRNA profiles and viral DNA methylation status in nasopharyngeal brushings from nasopharyngeal carcinoma patients reflect tumor origin. Int J Cancer, 2017, 140 (1): 149-162.
[14] ZHENG XH, DENG CM, ZHOU T, et al. Saliva biopsy: detecting the difference of EBV DNA methylation in the diagnosis of nasopharyngeal carcinoma. Int J Cancer, 2023, 153 (4): 882-892.
[15] 中国抗癌协会肿瘤标志专业委员会鼻咽癌标志物专家委员会 . 鼻咽癌标志物临床应用专家共识 . 中国癌症防治杂志 , 2019, 11 (3): 183-193.
[16] LIN JC, WANG WY, CHEN KY, et al. Quantification of plasma Epstein-Barr virus DNA in patients with advanced nasopharyngeal carcinoma. N Engl J Med, 2004, 350 (24): 2461-2470.
[17] LO YM, CHAN LY, CHAN AT, et al. Quantitative and temporal correlation between circulating cell-free Epstein-Barr virus DNA and tumor recurrence in nasopharyngeal carcinoma. Cancer Res, 1999, 59 (21): 5452-5455.
[18] MA BB, KING A, LO YM, et al. Relationship between pretreatment level of plasma Epstein-Barr virus DNA, tumor burden, and metabolic activity in advanced nasopharyngeal carcinoma. Int J Radiat Oncol Biol Phys, 2006, 66 (3): 714-720.
[19] LI XY, LUO DH, GUO L, et al. Deintensified chemoradiotherapy for pretreatment Epstein-Barr virus DNA-selected low-risk locoregionally advanced nasopharyngeal carcinoma: a phase Ⅱ randomized noninferiority trial. J Clin Oncol, 2022, 40 (11): 1163-1173.
[20] LIANG H, LV X, WANG L, et al. The plasma Epstein-Barr virus DNA level guides precision treatment for

nasopharyngeal carcinoma in the intensity-modulated radiotherapy era: a large population-based cohort study from an endemic area. Ther Adv Med Oncol, 2018, 10: 1758835918782331.

[21] GUO R, TANG LL, MAO YP, et al. Proposed modifications and incorporation of plasma Epstein-Barr virus DNA improve the TNM staging system for Epstein-Barr virus-related nasopharyngeal carcinoma. Cancer, 2019, 125 (1): 79-89.

[22] LEE VH, KWONG DL, LEUNG TW, et al. The addition of pretreatment plasma Epstein-Barr virus DNA into the eighth edition of nasopharyngeal cancer TNM stage classification. Int J Cancer, 2019, 144 (7): 1713-1722.

[23] LEUNG SF, CHAN KC, MA BB, et al. Plasma Epstein-Barr viral DNA load at midpoint of radiotherapy course predicts outcome in advanced-stage nasopharyngeal carcinoma. Ann Oncol, 2014, 25 (6): 1204-1208.

[24] TO EW, CHAN KC, LEUNG SF, et al. Rapid clearance of plasma Epstein-Barr virus DNA after surgical treatment of nasopharyngeal carcinoma. Clin Cancer Res, 2003, 9 (9): 3254-3259.

[25] LO YM, LEUNG SF, CHAN LY, et al. Kinetics of plasma Epstein-Barr virus DNA during radiation therapy for nasopharyngeal carcinoma. Cancer Res, 2000, 60 (9): 2351-2355.

[26] LV J, CHEN Y, ZHOU G, et al. Liquid biopsy tracking during sequential chemo-radiotherapy identifies distinct prognostic phenotypes in nasopharyngeal carcinoma. Nat Commun, 2019, 10 (1): 3941.

[27] HUANG CL, SUN ZQ, GUO R, et al. Plasma Epstein-Barr virus DNA load after induction chemotherapy predicts outcome in locoregionally advanced nasopharyngeal carcinoma. Int J Radiat Oncol Biol Phys, 2019, 104 (2): 355-361.

[28] LV J, XU LX, LI ZX, et al. Longitudinal on-treatment circulating tumor DNA as a biomarker for real-time dynamic risk monitoring in cancer patients: the EP-SEASON study. Cancer Cell, 2024, 42 (8): 1401-1414.

[29] WANG WY, TWU CW, CHEN HH, et al. Plasma EBV DNA clearance rate as a novel prognostic marker for metastatic/recurrent nasopharyngeal carcinoma. Clin Cancer Res, 2010, 16 (3): 1016-1024.

[30] MA B, HUI EP, KING A, et al. Prospective evaluation of plasma Epstein-Barr virus DNA clearance and fluorodeoxyglucose positron emission scan in assessing early response to chemotherapy in patients with advanced or recurrent nasopharyngeal carcinoma. Br J Cancer, 2018, 118 (8): 1051-1055.

[31] LV JW, WU CF, LI JY, et al. Improving on-treatment risk stratification of cancer patients with refined response classification and integration of circulating tumor DNA kinetics. BMC Med, 2022, 20 (1): 268.

[32] LIANG SB, ZHANG N, CHEN DM, et al. Prognostic value of gross tumor regression and plasma Epstein Barr virus DNA levels at the end of intensity-modulated radiation therapy in patients with nasopharyngeal carcinoma. Radiother Oncol, 2019, 132: 223-229.

[33] LI WF, ZHANG Y, HUANG XB, et al. Prognostic value of plasma Epstein-Barr virus DNA level during posttreatment follow-up in the patients with nasopharyngeal carcinoma having undergone intensity-modulated radiotherapy. Chin J Cancer, 2017, 36 (1): 87.

[34] LV JW, ZHOU GQ, LI JX, et al. Magnetic resonance imaging-detected tumor residue after intensity-modulated radiation therapy and its association with post-radiation plasma Epstein-Barr virus deoxyribonucleic acid in nasopharyngeal carcinoma. J Cancer, 2017, 8 (5): 861-869.

[35] GUO SS, YANG JH, SUN XS, et al. Reduced-dose radiotherapy for Epstein-Barr virus DNA selected staged Ⅲ nasopharyngeal carcinoma: a single-arm, phase 2 trial. Eur J Cancer, 2023, 194: 113336.

[36] TWU CW, WANG WY, CHEN CC, et al. Metronomic adjuvant chemotherapy improves treatment outcome in nasopharyngeal carcinoma patients with postradiation persistently detectable plasma Epstein-Barr virus deoxyribonucleic acid. Int J Radiat Oncol Biol Phys, 2014, 89 (1): 21-29.

[37] CHAN A, HUI EP, NGAN R, et al. Analysis of plasma Epstein-Barr virus DNA in nasopharyngeal cancer after chemoradiation to identify high-risk patients for adjuvant chemotherapy: a randomized controlled trial. J Clin Oncol, 2018: JCO2018777847.

[38] WANG WY, TWU CW, LIN WY, et al. Plasma Epstein-Barr virus DNA screening followed by ^{18}F-fluoro-2-deoxy-*D*-glucose positron emission tomography in detecting posttreatment failures of nasopharyngeal carcinoma. Cancer, 2011, 117 (19): 4452-4459.
[39] CHEN FP, HUANG XD, LV JW, et al. Prognostic potential of liquid biopsy tracking in the posttreatment surveillance of patients with nonmetastatic nasopharyngeal carcinoma. Cancer, 2020, 126 (10): 2163-2173.
[40] HSU CL, CHAN SC, CHANG KP, et al. Clinical scenario of EBV DNA follow-up in patients of treated localized nasopharyngeal carcinoma. Oral Oncol, 2013, 49 (6): 620-625.
[41] NEO J, ONG EHW, ZHANG X, et al. Plasma Epstein-Barr virus DNA for disease surveillance in endemic nasopharyngeal carcinoma: analysis of a real-world database. Eur J Cancer, 2025, 220: 115396.
[42] WU CF, LIN L, MAO YP, et al. Liquid biopsy posttreatment surveillance in endemic nasopharyngeal carcinoma: a cost-effective strategy to integrate circulating cell-free Epstein-Barr virus DNA. BMC Med, 2021, 19 (1): 193.
[43] LE QT, ZHANG Q, CAO H, et al. An international collaboration to harmonize the quantitative plasma Epstein-Barr virus DNA assay for future biomarker-guided trials in nasopharyngeal carcinoma. Clin Cancer Res, 2013, 19 (8): 2208-2215.
[44] MILLER JA, HUANG C, YAMAMOTO F, et al. Comparison of real-time PCR and digital PCR for detection of plasma Epstein-Barr virus DNA in nasopharyngeal carcinoma. J Mol Diagn, 2023, 25 (7): 490-501.

12 人工智能在鼻咽癌诊疗中的应用

应用场景	具体应用	所处阶段
诊断	鼻咽癌的内镜诊断[1-2]	研究
	鼻咽癌的病理诊断[3-4]	研究
	鼻咽癌的影像诊断[5-8]	研究
	放射性脑损伤早期诊断[9]	研究
	鉴别复发与放射性炎症[10]	研究
放疗	靶区和危及器官自动勾画[11-26]	研究 / 新技术应用及推广
	剂量预测与自动计划设计[27-28]	研究及初步应用
	图像处理（配准、生成虚拟 CT 等）[29-32]	研究
	放射损伤预测[33-36]	研究
	在线自适应放疗	随机对照临床研究
预后及疗效预测	影像组学[37-41]	研究
	病理组学[42-43]	研究
	生物标志物筛选[44]	研究

【注释】

1956年，McCarthy等[45]在达特茅斯会议上首次提出人工智能（artificial intelligence，AI）的概念，即利用计算机模型和算法来模拟类似于人类的智能，并执行特定的任务。六十多年来人工智能有了长足进步，近年来在医学领域也开展了深入研究，并取得初步应用。鼻咽癌中，人工智能的研究与应用主要集中在计算机辅助诊断、放疗的智能化和自动化及患者预后、疗效预测方面。

计算机辅助检测/诊断（computer-aided detection/diagnosis，CAD）是综合运用机器学习算法、统计、图像处理与分析等，从而标注可疑病变，对病灶进行良、恶性判断等。以卷积神经网络为代表的深度学习算法能够直接从大量原始像素出发，挖掘有效影像特征，学习和模仿医生的诊断经验，作出诊断，并通过反馈纠正错误，自行从经验中学习。研究显示，深度学习算法用于鼻咽癌内镜诊断、病理诊断和MRI诊断的准确率可达到高年资医生水平。

内镜诊断方面，一项研究基于大样本用全卷积神经网络构建了基于内镜的鼻咽癌诊断模型[1]，其鉴别鼻咽癌和鼻咽良性疾病的准确率为88.7%（95% *CI* 87.8%~89.5%）；前瞻性验证中，模型诊断的准确率超过专家水平［88.0%（95% *CI* 86.1%~89.6%） vs. 80.5%（95% *CI* 77.0%~84.0%）］。病理诊断方面，一项研究利用Inception V3模型建立了鼻咽癌病理诊断模型[4]，鉴别鼻咽部慢性炎症、淋巴组织增生和鼻咽癌的准确率超过初/中级病理医生（AUC：0.936 vs. 0.903/0.909），稍低于高年资病理医生（AUC：0.936 vs. 0.956）。分析每一个病例的诊断情况，结果显示初级医生作出正确诊断的病例占82.40%；在医生诊断错误的病例中，有89.80%病例在模型辅助下可作出正确诊断，而医生和模型同时诊断错误的病例仅占1.80%。同样，对于中级医生和高级医生，医生和模型同时诊断错误的病例分别只有 1.80% 和 0.90%。因此，人工智能辅助诊断将能够降低误诊率。影像诊断方面，一项研究构建了自约束性 3D DenseNet 模型，鉴别鼻咽癌和鼻咽良性增生性疾病的准确率与高年资放射科医生相当（97.8% vs. 95.8%）[5]。人工智能辅助诊断还提高了基于磁共振的鼻咽癌复发诊断的灵敏度（AI 辅助：78.6%；无 AI 辅助：67.3%），达到与 PET/CT 相当的水平[7]。此外，一项研究探索了利用人工智能算法实现鼻咽癌的自动 T 分期。该研究建立的鼻咽癌 T 分期检测网络（TSD Net）是一个多角度聚合网络，包含 3 个分支和多个次级网络，结果显示自动 T 分期结果与金标准的一致性为 87.95%[8]。

现阶段研究结果显示，人工智能辅助诊断的应用能够提升诊断准确率，尤其是能够提高低年资医师的诊断准确率，并减轻医师负担。但鼻咽癌的人工智能辅助诊断依然处于研究与研发阶段，且多为单中心研究，较难在短时间内进入临床实践。

人工智能可应用于肿瘤放疗的多个方面，主要包括肿瘤靶区和危及器官自动勾画、肿瘤靶区和危及器官剂量分布自动预测及放疗计划自动设计、放射损伤预测，以及图像处理相关技术（如图像配准、虚拟 CT 生成等）。

肿瘤靶区及危及器官自动勾画本质上是医学图像上的病灶和器官分割问题，已有大量研究利用卷积神经网络建立肿瘤靶区和危及器官自动勾画模型。鼻咽癌原发灶[11-14, 16-19, 26]、颈部淋巴结[11-12]、临床靶区[11, 15]、淋巴引流区[11]及头颈部危及器官[20-25]均能够通过人工智能实现自动勾画。鼻咽癌原发灶自动勾画研究中，部分研究基于 CT[11-12, 14]，部分基于 MRI[13, 18-19, 26]，一项研究融合了 CT 和 MRI[16]，而另一项研究则结合了肿瘤 T 分期的信息[17]。上述研究中，原发灶自动勾画与专家勾画的一致性在 80% 左右，而结合 T 分期能够将一致性提高至 86%[17]。由于 MRI 是鼻咽癌原发灶勾画的主要参考图像，有研究全面评估了利用三维卷积神经网络算法在多参数 MRI 图像上自动勾画鼻咽癌原发灶的有效性[13]，为鼻咽癌原发灶自动勾画的临床应用奠定了基础。结果显示，以专家勾画作为“金标准”，人工智能自动勾画的准确率为 79%，且在治疗前和诱导化疗后肿瘤，以及早期（$T_{1\sim2}$）和局部晚期（$T_{3\sim4}$）肿瘤中无明显差异。自动勾画结果经专家评估，32.5%（66 例）的病例无须修改，可直接用于放疗计划设计，56.2%（114 例）的病例经少量修改（<20%）即可用于放疗计划设计。此外，人工智能辅助勾画能够减少勾画者间差异并提高勾画效率（40%）。2023 年的一项研究初步证实了深度学习算法用于鼻咽癌原发灶自动勾画的普适性（基于 MRI）。该研究使用来自 3 家医院的混合数据集进行训练（600 例）和内部测试（259 例），使用来自另外 2 家医院的数据集作为外部测试（198 例），结果显示，人工智能自动勾画算法在内部测试集和外部测试集中表现相当[26]。基于 CT 的头颈部危及器官自动勾画研究中，除视神经、视交叉、耳蜗、咽缩肌等小体积或边界不清的结构准确率较低外，其余器官均能够取得不错的结果。目前国内已有多个自动勾画平台在进入临床应用。

鼻咽癌中，靶区和危及器官剂量分布预测及放疗计划自动设计[27-28]、放射损伤预测[33-36]、图像配准[32]、虚拟 CT 生成[29-31]等均处于研究或初步临床应用阶段。近两年随着自动勾画、图像配准、自动计划设计、虚拟 CT 生成等技术的发展和临床流程的建立，并得益于一体化 CT 直线加速器及智能放疗平台的发展，鼻咽癌在线自适应放疗开始进入临床应用，中山大学肿瘤防治中心 2023 年开展了一项“人工智能辅助鼻咽癌在线自适应放疗对比常规放疗的多中心、随机对照、非劣性Ⅲ期临床研究”（ChiCTR2400079473），计划入组 496 例患者。该研究的开展和实施标志着鼻咽癌精准放疗进入新的时代。此外，利用人工智能预测鼻咽癌患者预后及疗效多被用于影像组学[36-40]和病理组学[41-42]

的研究，也被用于生物标志物的筛选[41]，亦处于初步研究阶段，未建立合理的临床应用流程及平台。

参考文献

[1] LI C, JING B, KE L, et al. Development and validation of an endoscopic images-based deep learning model for detection with nasopharyngeal malignancies. Cancer Commun (Lond), 2018, 38 (1): 59.

[2] MOHAMMED MA, ABD GHANI MK, ARUNKUMAR N, et al. Decision support system for nasopharyngeal carcinoma discrimination from endoscopic images using artificial neural network. J Supercomput, 2020, 76 (2): 1086-1104.

[3] CHUANG WY, CHANG SH, YU WH, et al. Successful identification of nasopharyngeal carcinoma in nasopharyngeal biopsies using deep learning. Cancers (Basel), 2020, 12 (2): 507.

[4] DIAO S, HOU J, YU H, et al. Computer-aided pathologic diagnosis of nasopharyngeal carcinoma based on deep learning. Am J Pathol, 2020, 190 (8): 1691-1700.

[5] KE L, DENG Y, XIA W, et al. Development of a self-constrained 3D DenseNet model in automatic detection and segmentation of nasopharyngeal carcinoma using magnetic resonance images. Oral Oncol, 2020, 110: 104862.

[6] WONG LM, KING AD, AI Q, et al. Convolutional neural network for discriminating nasopharyngeal carcinoma and benign hyperplasia on MRI. Eur Radiol, 2021, 31 (6): 3856-3863.

[7] OUYANG PY, HE Y, GUO JG, et al. Artificial intelligence aided precise detection of local recurrence on MRI for nasopharyngeal carcinoma: a multicenter cohort study. EClinicalMedicine, 2023, 63: 102202.

[8] LIANG S, DONG X, YANG K, et al. A multi-perspective information aggregation network for automated T-staging

detection of nasopharyngeal carcinoma. Phys Med Biol, 2022, 67 (24): 245007.

[9] ZHANG B, LIAN Z, ZHONG L, et al. Machine-learning based MRI radiomics models for early detection of radiation-induced brain injury in nasopharyngeal carcinoma. BMC Cancer, 2020, 20 (1): 502.

[10] DU D, FENG H, LV W, et al. Machine learning methods for optimal radiomics-based differentiation between recurrence and inflammation: application to nasopharyngeal carcinoma post-therapy PET/CT images. Mol Imaging Biol, 2020, 22 (3): 730-738.

[11] MEN K, CHEN X, ZHANG Y, et al. Deep deconvolutional neural network for target segmentation of nasopharyngeal cancer in planning computed tomography images. Front Oncol, 2017, 7: 315.

[12] LI S, XIAO J, HE L, et al. The tumor target segmentation of nasopharyngeal cancer in CT images based on deep learning methods. Technol Cancer Res Treat, 2019, 18: 1533033819884561.

[13] LIN L, DOU Q, JIN YM, et al. Deep learning for automated contouring of primary tumor volumes by MRI for nasopharyngeal carcinoma. Radiology, 2019, 291 (3): 677-686.

[14] WANG X, YANG G, ZHANG Y, et al. Automated delineation of nasopharynx gross tumor volume for nasopharyngeal carcinoma by plain CT combining contrast-enhanced CT using deep learning. J Radiat Res, 2020, 13 (1): 568-577.

[15] XUE X, QIN N, HAO X, et al. Sequential and iterative auto-segmentation of high-risk clinical target volume for radiotherapy of nasopharyngeal carcinoma in planning CT images. Front Oncol, 2020, 10: 1134.

[16] MA Z, ZHOU S, WU X, et al. Nasopharyngeal carcinoma segmentation based on enhanced convolutional neural networks using multi-modal metric learning. Phys Med Biol, 2019, 64 (2): 025005.

[17] CAI M, WANG J, YANG Q, et al. Combining images and T-staging information to improve the automatic

segmentation of nasopharyngeal carcinoma tumors in MR images. IEEE Access, 2021, 9: 21323-21331.

[18] CHEN H, QI Y, YIN Y, et al. MMFNet: a multi-modality MRI fusion network for segmentation of nasopharyngeal carcinoma. Neurocomputing, 2020, 394: 27-40.

[19] GUO F, SHI C, LI X, et al. Image segmentation of nasopharyngeal carcinoma using 3D CNN with long-range skip connection and multi-scale feature pyramid. Soft Comput, 2020, 24 (16): 12671-12680.

[20] ZHONG T, HUANG X, TANG F, et al. Boosting-based cascaded convolutional neural networks for the segmentation of CT organs-at-risk in nasopharyngeal carcinoma. Med Phys, 2019, 46 (12): 5602-5611.

[21] LIANG S, TANG F, HUANG X, et al. Deep-learning-based detection and segmentation of organs at risk in nasopharyngeal carcinoma computed tomographic images for radiotherapy planning. Eur Radiol, 2019, 29 (4): 1961-1967.

[22] BRUNENBERG E, STEINSEIFER IK, VAN DEN BOSCH S, et al. External validation of deep learning-based contouring of head and neck organs at risk. Phys Imaging Radiat Oncol, 2020, 15: 8-15.

[23] IBRAGIMOV B, XING L. Segmentation of organs-at-risks in head and neck CT images using convolutional neural networks. Med Phys, 2017, 44 (2): 547-557.

[24] VAN DIJK LV, VAN DEN BOSCH L, ALJABAR P, et al. Improving automatic delineation for head and neck organs at risk by deep learning contouring. Radiother Oncol, 2020, 142: 115-123.

[25] VAN ROOIJ W, DAHELE M, RIBEIRO BRANDAO H, et al. Deep learning-based delineation of head and neck organs at risk: geometric and dosimetric evaluation. Int J Radiat Oncol Biol Phys, 2019, 104 (3): 677-684.

[26] LUO XD, LIAO WJ, HE Y, et al. Deep learning-based accurate delineation of primary gross tumor volume of nasopharyngeal carcinoma on heterogeneous magnetic resonance imaging: a large-scale and multi-center study.

Radiother Oncol, 2023, 180: 109480.
[27] LIU Y, CHEN Z, WANG J, et al. Dose prediction using a three-dimensional convolutional neural network for nasopharyngeal carcinoma with tomotherapy. Front Oncol, 2021, 11: 752007.
[28] ZHUANG Y, XIE Y, WANG L, et al. DVH prediction for VMAT in NPC with GRU-RNN: an improved method by considering biological effects. Biomed Res Int, 2021, 2021: 2043830.
[29] CHEN X, YANG B, LI J, et al. A deep-learning method for generating synthetic kV-CT and improving tumor segmentation for helical tomotherapy of nasopharyngeal carcinoma. Phys Med Biol, 2021, 66 (22): 224001.
[30] PENG Y, CHEN S, QIN A, et al. Magnetic resonance-based synthetic computed tomography images generated using generative adversarial networks for nasopharyngeal carcinoma radiotherapy treatment planning. Radiother Oncol, 2020, 150: 217-224.
[31] QI M, LI Y, WU A, et al. Multi-sequence MR image-based synthetic CT generation using a generative adversarial network for head and neck MRI-only radiotherapy. Med Phys, 2020, 47 (4): 1880-1894.
[32] SERGEEV S, ZHAO Y, LINGURARU MG, et al. Medical image registration using machine learning-based interest point detector//International Society for Optics and Photonics. Medical imaging 2012: image processing. Bellingham, Washington: SPIE Digital Library, 2012: 617-623.
[33] WANG J, LIU R, ZHAO Y, et al. A predictive model of radiation-related fibrosis based on the radiomic features of magnetic resonance imaging and computed tomography. Transl Cancer Res, 2020, 9 (8): 4726-4738.
[34] WEN DW, LIN L, MAO YP, et al. Normal tissue complication probability (NTCP) models for predicting temporal lobe injury after intensity-modulated radiotherapy in nasopharyngeal carcinoma: a large registry-based retrospective study from China. Radiother Oncol, 2021, 157: 99-105.

[35] OUYANG PY, ZHANG BY, GUO JG, et al. Deep learning-based precise prediction and early detection of radiation-induced temporal lobe injury for nasopharyngeal carcinoma. EClinicalMedicine, 2023, 58: 101930.

[36] BAO D, ZHAO Y, LI L, et al. A MRI-based radiomics model predicting radiation-induced temporal lobe injury in nasopharyngeal carcinoma. Eur Radiol, 2022, 32 (10): 6910-6921.

[37] JING B, DENG Y, ZHANG T, et al. Deep learning for risk prediction in patients with nasopharyngeal carcinoma using multi-parametric MRIs. Comput Methods Programs Biomed, 2020, 197: 105684.

[38] PENG H, DONG D, FANG MJ, et al. Prognostic value of deep learning PET/CT-based radiomics: potential role for future individual induction chemotherapy in advanced nasopharyngeal carcinoma. Clin Cancer Res, 2019, 25 (14): 4271-4279.

[39] WU X, DONG D, ZHANG L, et al. Exploring the predictive value of additional peritumoral regions based on deep learning and radiomics: a multicenter study. Med Phys, 2021, 48 (5): 2374-2385.

[40] ZHANG L, WU X, LIU J, et al. MRI-based deep-learning model for distant metastasis-free survival in locoregionally advanced nasopharyngeal carcinoma. J Magn Reson Imaging, 2021, 53 (1): 167-178.

[41] ZHONG LZ, FANG XL, DONG D, et al. A deep learning MR-based radiomic nomogram may predict survival for nasopharyngeal carcinoma patients with stage $T_3N_1M_0$. Radiother Oncol, 2020, 151: 1-9.

[42] LIU K, XIA W, QIANG M, et al. Deep learning pathological microscopic features in endemic nasopharyngeal cancer: prognostic value and protentional role for individual induction chemotherapy. Cancer Med, 2020, 9 (4): 1298-1306.

[43] ZHANG F, ZHONG LZ, ZHAO X, et al. A deep-learning-based prognostic nomogram integrating microscopic digital pathology and macroscopic magnetic resonance images in nasopharyngeal carcinoma: a multi-cohort study.

Ther Adv Med Oncol, 2020, 12: 1758835920971416.
[44] ZHU W, KAN X. Neural network cascade optimizes microRNA biomarker selection for nasopharyngeal cancer prognosis. PLoS One, 2014, 9 (10): e110537.
[45] MCCARTHY J, MINSKY M, ROCHESTER N, et al. A proposal for the Dartmouth summer research project on artificial intelligence, August 31, 1955. AI Magazine, 2006, 27 (4): 12.

13　随访

时间（频率）	Ⅰ级推荐	Ⅱ级推荐	Ⅲ级推荐
第 1~3 年 （每 3~6 个月）	问诊与体格检查 鼻咽镜检查 外周血 EBV DNA 拷贝数检测 鼻咽 + 颈部 MRI 胸部 CT 腹部超声或上腹部 CT 全身骨扫描（必要时） 甲状腺功能检查（每 6~12 个月）	鼻咽部和颈部 CT（有 MRI 检查禁忌证的患者） 胸部 X 线检查 PET/CT（临床怀疑远处转移患者或 EBV DNA 拷贝数升高的 T_4 或 N_3 患者） 口腔科检查 听力、视力、吞咽、营养和功能康复评估	
第 4~5 年 （每 6~12 个月）	问诊与体格检查 鼻咽镜检查 外周血 EBV DNA 拷贝数检测 鼻咽 + 颈部 MRI 胸部 CT 腹部超声或上腹部 CT 全身骨扫描（必要时） 甲状腺功能检查（每 6~12 个月）	鼻咽部和颈部 CT（有 MRI 检查禁忌证患者） 胸部 X 线检查 PET/CT（临床怀疑远处转移患者或 EBV DNA 拷贝数升高的 T_4 或 N_3 患者） 口腔科检查 听力、视力、吞咽、营养和功能康复评估	

随访（续）

时间（频率）	Ⅰ级推荐	Ⅱ级推荐	Ⅲ级推荐
5年以上 （每12个月）	问诊与体格检查 鼻咽镜检查 外周血EBV DNA拷贝数检测 鼻咽+颈部MRI 胸部CT 腹部超声或上腹部CT 全身骨扫描（必要时） 甲状腺功能检查（每6~12个月）	鼻咽部和颈部CT（有MRI检查禁忌证患者） 胸部X线检查 PET/CT（临床怀疑远处转移患者或EBV DNA拷贝数升高的T_4或N_3患者） 口腔科检查 听力、视力、吞咽、营养和功能康复评估	

【注释】

鼻咽癌治疗后的随访非常重要，其目的在于评估治疗效果、早期发现复发和转移病灶、监测和处理治疗相关并发症、促进功能康复等[1]。鼻咽癌首次随访的主要目的是对局部和全身病灶进行系统完善的评估，应在完成放化疗后的 12~16 周开始[1-2]。鼻咽癌患者的随访主要包括两个方面：一方面，及时发现肿瘤失败事件，以期尽早给予挽救性治疗，改善患者的生存；另一方面，随访还可以评估和处理患者治疗后的并发症，提高患者的生活质量[1, 3]。然而，随着患者随访频率和检查项目的增加，所需的医疗资源也相应增加。因此，需要制订合理的策略，在保证及时发现肿瘤复发事件的同时，又不盲目增加随访的次数和项目，避免医疗资源的浪费。

目前，鼻咽癌的最佳随访策略尚未建立，缺乏高质量的随机对照临床研究数据，循证医学证据较少。由于随访的前瞻性数据较难获得，国内部分学者利用鼻咽癌长期随访的大数据平台，对鼻咽癌随访的时限、频率和随访项目等方面进行了一些探索[4-6]。

鼻咽癌治疗后的随访时限方面，回顾性研究显示鼻咽癌患者治疗后 5 年内的死亡风险主要来自肿瘤的失败，非肿瘤性死亡风险相对较小[6]。因此，鼻咽癌患者治疗后 5 年内应主要针对肿瘤的复发和转移事件进行随访。目前已有多个单位报道了鼻咽癌患者接受调强适形放射治疗（IMRT）后 10 年的生存情况[7-8]，结果提示患者治疗后的疾病风险主要集中在治疗后前 5 年，5 年后的失败事件较少。因此，鼻咽癌患者的随访重点应该放在治疗后的前 5 年。

鼻咽癌治疗后的随访频率方面，目前数据较少。一项纳入 7 043 例鼻咽癌患者的真实世界大数据研究描绘了鼻咽癌治疗后 5 年内复发风险的动态变化规律，建立了一套可平衡随访效果与时间成本的随访策略，为肿瘤个体化随访的开展提供了依据[4]。

鼻咽癌患者个体化随访策略

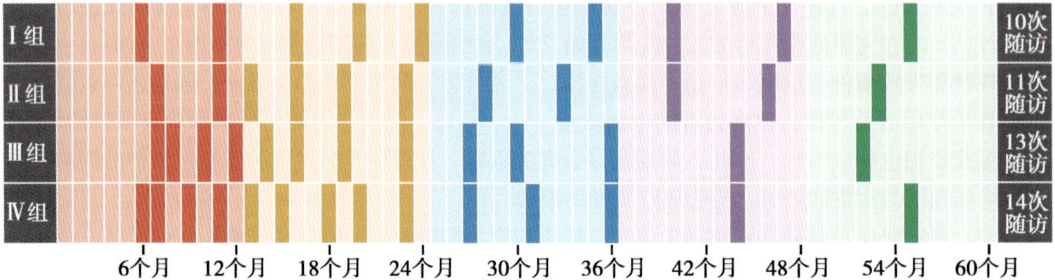

对于Ⅰ组患者，基于对风险的监测，随访安排为5年内共10次随访（第1~5年分别为2次、3次、2次、2次和1次）；Ⅱ组患者共需11次随访（第1~5年分别为2次、4次、2次、2次和1次）；Ⅲ组患者共需13次随访（第1~5年分别为4次、4次、3次、1次和1次）；Ⅳ组患者共需14次随访（第1~5年分别为4次、5次、3次、1次和1次）。

鼻咽癌治疗后的随访手段方面，目前的循证医学证据较少。国内已有学者利用EBV DNA建立了基于液体活检技术的鼻咽癌“二阶段”随访策略：①利用游离EBV DNA（cfEBV DNA）作为初筛手段识别复发转移高危患者；②针对性地对cfEBV DNA阳性患者进行进一步影像学检查。该模式可在保证随访准确率的同时，减少75%的影像学检查数量，有望大幅减轻患者的负担与医疗资源的消耗[9]。

基于 EBV DNA 的鼻咽癌“二阶段”随访策略

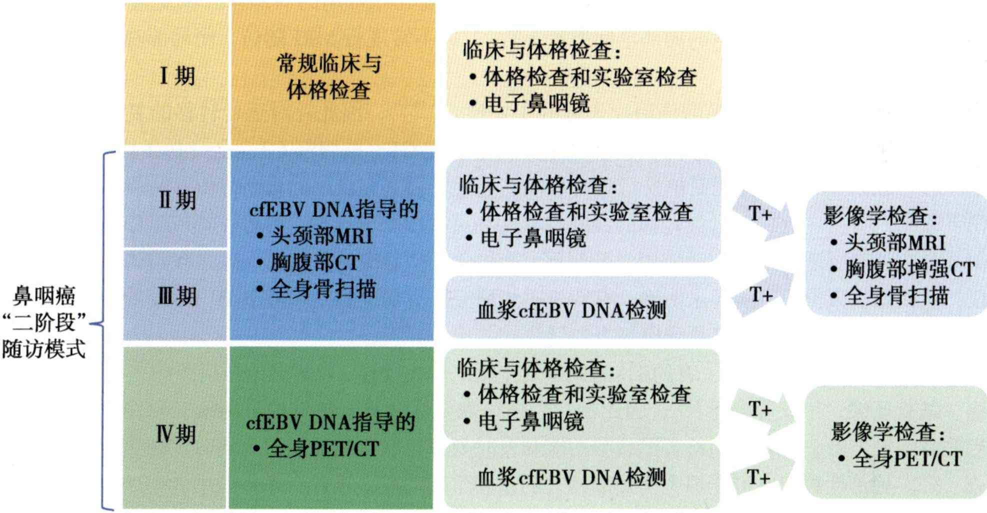

针对鼻咽癌局部复发和区域复发，目前的随访手段包括鼻咽电子内镜、鼻咽及颈部 MRI 和 EBV DNA 等[1, 3, 10]。局部区域复发的患者中，同时伴有 EBV DNA 升高的比例约为 50%[11]。鼻咽电子内镜对鼻咽黏膜表面复发较为敏感，但无法窥及咽旁、颅底和颅内的复发病灶。MRI 对黏膜表面以外的复发性鼻咽癌具有较好的诊断灵敏度和特异度，是目前临床常用的局部和区域复查手段[12-13]。回顾性研究提示，治疗后无症状的局部早期患者（$T_{1\sim2}$）可不常规行 MRI 随访，而局部晚期患者（$T_{3\sim4}$）推荐每年行 1 次 MRI 随访[5]。

目前，远处转移已成为鼻咽癌治疗失败的主要模式[14-16]，因此针对远处转移的复查是鼻咽癌患者治疗后随访的重点。远处转移的复查手段主要包括 PET/CT、胸腹部 CT、全身骨显像和 EBV DNA 等[1，3，16]。EBV DNA 的检测简单易行且对鼻咽癌远处转移具有良好的诊断价值，是具有良好前景的随访手段[11，17-19]。PET/CT 对远处转移的诊断特异度和灵敏度均较理想，然而目前 PET/CT 的价格较高，限制了其在鼻咽癌随访中的广泛应用。胸腹部 CT 和全身骨显像是目前鼻咽癌常规随访中常用的检查手段，然而其临床价值目前尚未明确，有待进一步研究。有研究显示，在 EBV DNA 的指导下，针对性地进行影像学检查或可改善鼻咽癌复查的经济效益比[17，20]。

鼻咽癌患者接受 IMRT 后，有约 3% 的概率发生第二原发肿瘤，较常见的包括肺癌、上消化道肿瘤、肝癌、结直肠癌、甲状腺癌等[21]，因此治疗后随访需要注意筛查常见的早期第二原发肿瘤。对于放疗后的鼻咽癌患者，推荐定期检查甲状腺功能和及时处理甲状腺功能减退，同时定期进行牙齿功能的检查[1，3]。根治性放疗有可能损害头颈部器官的重要生理功能，推荐有条件的患者定期接受听力、视力、吞咽、营养等功能评估，并积极接受康复治疗[1，3]。

参考文献

[1] BOSSI P, CHAN AT, LICITRA L, et al. Nasopharyngeal carcinoma: ESMO-EURACAN clinical practice guidelines for diagnosis, treatment and follow-up. Ann Oncol, 2021, 32 (4): 452-465.

[2] ZHANG Y, CHEN L, HU GQ, et al. Gemcitabine and cisplatin induction chemotherapy in nasopharyngeal carcinoma. N Engl J Med, 2019, 381 (12): 1124-1135.

[3] PFISTER DG, SPENCER S, ADELSTEIN D, et al. Head and neck cancers, version 2. 2020, NCCN clinical practice guidelines in oncology. J Natl Compr Canc Netw, 2020, 18 (7): 873-898.

[4] ZHOU GQ, WU CF, DENG B, et al. An optimal posttreatment surveillance strategy for cancer survivors based on an individualized risk-based approach. Nat Commun, 2020, 11 (1): 3872.

[5] ZHOU GQ, WU CF, ZHANG J, et al. Cost-effectiveness analysis of routine magnetic resonance imaging in the follow-up of patients with nasopharyngeal carcinoma after intensity modulated radiation therapy. Int J Radiat Oncol Biol Phys, 2018, 102 (4): 1382-1391.

[6] HUANG XD, ZHOU GQ, LV JW, et al. Competing risk nomograms for nasopharyngeal carcinoma in the intensity-modulated radiotherapy era: a big-data, intelligence platform-based analysis. Radiother Oncol, 2018, 129 (2): 389-395.

[7] ZHANG MX, LI J, SHEN GP, et al. Intensity-modulated radiotherapy prolongs the survival of patients with nasopharyngeal carcinoma compared with conventional two-dimensional radiotherapy: a 10-year experience with a large cohort and long follow-up. Eur J Cancer, 2015, 51 (17): 2587-2595.

[8] LEE A, TUNG SY, NG WT, et al. A multicenter, phase 3, randomized trial of concurrent chemoradiotherapy plus adjuvant chemotherapy versus radiotherapy alone in patients with regionally advanced nasopharyngeal carcinoma: 10-year outcomes for efficacy and toxicity. Cancer, 2017, 123 (21): 4147-4157.

[9] WU CF, LIN L, MAO YP, et al. Liquid biopsy posttreatment surveillance in endemic nasopharyngeal carcinoma: a cost-effective strategy to integrate circulating cell-free Epstein-Barr virus DNA. BMC Med, 2021, 19 (1): 193.

[10] LI JX, HUANG SM, JIANG XH, et al. Local failure patterns for patients with nasopharyngeal carcinoma after intensity-modulated radiotherapy. Radiat Oncol, 2014, 9: 87.

[11] CHEN FP, HUANG XD, LV JW, et al. Prognostic potential of liquid biopsy tracking in the posttreatment surveillance of patients with nonmetastatic nasopharyngeal carcinoma. Cancer, 2020, 126 (10): 2163-2173.

[12] GLASTONBURY CM. Nasopharyngeal carcinoma: the role of magnetic resonance imaging in diagnosis, staging, treatment, and follow-up. Top Magn Reson Imaging, 2007, 18 (4): 225-235.

[13] YU E, O'SULLIVAN B, KIM J, et al. Magnetic resonance imaging of nasopharyngeal carcinoma. Expert Rev Anticancer Ther, 2010, 10 (3): 365-375.

[14] MAO YP, TANG LL, CHEN L, et al. Prognostic factors and failure patterns in non-metastatic nasopharyngeal carcinoma after intensity-modulated radiotherapy. Chin J Cancer, 2016, 35 (1): 103.

[15] SUN X, SU S, CHEN C, et al. Long-term outcomes of intensity-modulated radiotherapy for 868 patients with nasopharyngeal carcinoma: an analysis of survival and treatment toxicities. Radiother Oncol, 2014, 110 (3): 398-403.

[16] ZHAO W, LEI H, ZHU X, et al. Investigation of long-term survival outcomes and failure patterns of patients with nasopharyngeal carcinoma receiving intensity-modulated radiotherapy: a retrospective analysis. Oncotarget, 2016, 7

(52): 86914-86925.

[17] HSU CL, CHAN SC, CHANG KP, et al. Clinical scenario of EBV DNA follow-up in patients of treated localized nasopharyngeal carcinoma. Oral Oncol, 2013, 49 (6): 620-625.

[18] WANG WY, TWU CW, LIN WY, et al. Plasma Epstein-Barr virus DNA screening followed by ^{18}F-fluoro-2-deoxy-*D*-glucose positron emission tomography in detecting posttreatment failures of nasopharyngeal carcinoma. Cancer, 2011, 117 (19): 4452-4459.

[19] LI WF, ZHANG Y, HUANG XB, et al. Prognostic value of plasma Epstein-Barr virus DNA level during posttreatment follow-up in the patients with nasopharyngeal carcinoma having undergone intensity-modulated radiotherapy. Chin J Cancer, 2017, 36 (1): 87.

[20] HONG RL, LIN CY, TING LL, et al. Comparison of clinical and molecular surveillance in patients with advanced nasopharyngeal carcinoma after primary therapy: the potential role of quantitative analysis of circulating Epstein-Barr virus DNA. Cancer, 2004, 100 (7): 1429-1437.

[21] ZHANG LL, LI GH, LI YY, et al. Risk assessment of secondary primary malignancies in nasopharyngeal carcinoma: a big-data intelligence platform-based analysis of 6 377 long-term survivors from an endemic area treated with intensity-modulated radiation therapy during 2003—2013. Cancer Res Treat, 2019, 51 (3): 982-991.